共同富裕背景下的县域社会治理模式创新探索

——浙江县域医共体建设研究

傅志敏　李金珊　胡凤乔　邵利明　著

中国财经出版传媒集团
中国财政经济出版社

图书在版编目（CIP）数据

共同富裕背景下的县域社会治理模式创新探索：浙江县域医共体建设研究 / 傅志敏等著. -- 北京：中国财政经济出版社，2023.2

ISBN 978-7-5223-1861-5

Ⅰ.①共… Ⅱ.①傅… Ⅲ.①县-医疗卫生服务-研究-浙江 Ⅳ.①R199.2

中国国家版本馆 CIP 数据核字（2023）第 003067 号

责任编辑：闫　娟　李肇晗　　　责任印制：刘春年

封面设计：孙俪铭　　　责任校对：徐艳丽

共同富裕背景下的县域社会治理模式创新探索

——浙江县域医共体建设研究

GONGTONG FUYU BEIJINGXIA DE XIANYU SHEHUI ZHILI MOSHI CHUANGXIN TANSUO

——ZHEJIANG XIANYU YIGONGTI JIANSHE YANJIU

中国财政经济出版社 出版

URL：http：//www.cfeph.cn

E-mail：cfeph@cfeph.cn

社址：北京市海淀区阜成路甲 28 号　邮政编码：100142

营销中心电话：010-88191522

天猫网店：中国财政经济出版社旗舰店

网址：https：//zgczjjcbs.tmall.com

北京财经印刷厂印刷　各地新华书店经销

成品尺寸：170mm×240mm　16 开　12.75 印张　168 000 字

2023 年 2 月第 1 版　2023 年 2 月北京第 1 次印刷

定价：68.00 元

ISBN 978-7-5223-1861-5

（图书出现印装问题，本社负责调换，电话：010-88190548）

本社质量投诉电话：010-88190744

打击盗版举报热线：010-88191661　QQ：2242791300

目录

第一章

县域社会治理研究背景

一、国家治理现代化与县域社会治理

（一）国家治理现代化命题的提出

2013年11月，中共十八届三中全会讨论并通过了《中共中央关于全面深化改革若干重大问题的决定》。在此决定中，党中央首次提出了国家治理体系和治理能力现代化的时代命题。对于这一命题的历史定位，习近平总书记曾亲自指出，三中全会提出的全面深化改革的总目标，就是完善和发展中国特色社会主义制度、推进国家治理体系和治理能力现代化。我们讲过很多现代化，包括农业现代化、工业现代化、科技现代化、国防现代化等，国家治理体系现代化是第一次讲①。

纵观古今，国家治理现代化命题的提出的确不同凡响，不论从政治制度构建还是社会发展的角度来看，都具有极其重要的地位和意义。通过梳理发现：虽然在过去的党政文件中较为频繁地使用“治理”一词，比如2002年党的十六大报告中首次出现“党领导人民治理国家”的说法，2007年十七大报告中改为“党领导人民有效治理国家”的表述，2012年十八大报告中更是多次使用“治理”一词，并再次重申了“党领导人民有效治理国家”的提法②。但是只有在十八届三中全会的决定中，才第一次完整界定了“治理体系”和“治理能力”的概念，并以国家战略方针的形式确立起了制度化的保障，为今后国家社会的发展指明了道路。

---

① 以上论述引自习近平：完善和发展中国特色社会主义制度、推进国家治理体系和治理能力现代化，见“人民网·中国共产党新闻网”。

② 中共中央党校教务部．十一届三中全会以来党和国家重要文献选编［M］．北京：中共中央党校出版社，2008：459－734.

自从国家治理现代化的命题被提出，有关研究如雨后春笋般涌现。概括起来，相关专著①、论文大多是从该命题提出的背景意义、命题的基本内涵和推进国家治理现代化的途径三个方面加以论述。

第一，关于国家治理现代化命题提出的背景意义。张小劲等人（2014）认为，国家治理现代化命题的提出，源于党治国实践的探索和地方政府的创新经验，是马克思主义理论的重大创新和党的治国方略的重大转型。许海清（2013）认为，当前阶段我国发展面临着一些重大课题，包括完善和发展中国特色社会主义制度、维护公平正义、增强社会活力、增进人民福祉等，这是党中央提出国家治理现代化命题的重要背景。以习近平为核心的党中央提出这个命题是继承和发展了邓小平理论的思想，体现了新一代领导集体治国理政的新思想。虞崇胜等人（2015）认为，国家治理现代化是时代和现实的需要。他指出，经济全球化催生出了国家治理的新主体、赋予了国家治理的新内容并且需要国家治理的新方式；信息化改变了国家治理的信息环境、搭建了国家治理的网络平台和要求国家治理采取新的方式；市场化赋予了国家新职能，需要国家治理新思想，并孕育了国家治理的新结构。因此治理能力现代化是全面深化改革的应有之义，是我国加大改革开放步伐的必然要求，是实现中华民族伟大复兴的迫切需要。

第二，关于国家治理体系和治理能力现代化命题的基本内涵。许海清（2013）认为，国家治理体系是党领导下管理国家的制度体系，包括经济、政治、文化、社会、生态文明和党的建设等各领域的体制机制、法律法规安排，是一套紧密相连、相互协调的国家制度。国家治理能力则是运用国家制度管理社会各方面事务的能力，

① 参见张小劲，于晓虹．推进国家治理体系和治理能力现代化六讲［M］．北京：人民出版社，2014；胡鞍钢．中国国家治理现代化［M］．北京：中国人民大学出版社，2014；虞崇胜，唐皇凤．第五个现代化：国家治理体系和治理能力现代化［M］．武汉：湖北人民出版社，2015；许海清．国家治理体系和治理能力现代化［M］．北京：中共中央党校出版社，2013.

包括改革发展稳定、内政外交国防、治党治国治军各个方面，主要表现为治理的措施、方针、方法的科学正确和高效率。国家治理体系和治理能力现代化是一个包括治理理念、主体、目标、方法、路径和格局在内的完整体系。胡鞍钢等人（2014）引用习近平总书记关于国家治理体系的权威解释认为，中国国家治理体系最重要的特征是“在党的领导下”，这是中国的制度创新，也是其强大生命力之所在。国家治理能力就是实现国家治理目标的实际能力，包括国家机构履职能力，人民群众依法管理国家事务、经济社会文化事务和自身事务的能力，运用中国特色社会主义制度有效治理国家的能力。国家治理体系和治理能力现代化，就是国家制度现代化，是制度和法律作为现代政治要素，连续发生从低级到高级的突破性变革的过程，包括构架制度体系更加完备、成熟和定型，并且在这一制度体系下，制度执行能够更加有效、透明和公平。国家制度现代化的本质，是降低国家治理成本，提高国家现代化收益。曹正汉（2021）则将国家治理分为“统”和“治”两个层面，“统”是指国家对其疆域和人民的统治，“治”是指中央政府和地方政府对各项公共事务的治理。“推进国家治理体系和治理能力现代化”，即在保持“统的体制”不变的前提之下，改革“治的体制”，提高公共事务治理能力和行政管理能力[①]。

第三，关于推进国家治理现代化的途径方法。学术界关于“推进国家治理体系和治理能力现代化”的策略研究，主要是围绕国家与社会、政治能力与行政能力这两个根本维度[②]，在以下几个方面展开的：坚持党的领导、重视顶层设计、鼓励地方创新、增进人民福祉等。张小劲等人（2014）认为，推进国家治理现代化，要鼓励地方探索，推动政府创新；加强顶层设计，统筹谋划改革；加强党的建设，提高执政能力；加强体制创新，完善制度体系；树立全球

① 曹正汉．论郡县制国家的统与治［J］．学术界，2021（08）：17.

② 薛澜，张帆，武沐瑶．国家治理体系与治理能力研究：回顾与前瞻［J］．公共管理学报，2015（03）：1－12.

眼光，借鉴国外经验。虞崇胜等人（2015）认为，推进国家治理现代化，应当以构建现代价值体系和塑造现代治理理念为首要前提，以积极稳妥推进现代国家制度建设为突破口，以国家治理能力现代化为中心环节，以坚持党的领导为政治保证，积极推进体制机制创新。

从上述这些研究可以看出，目前国内学界对于国家治理现代化命题的研究，紧扣中共中央的决定和习总书记的讲话精神，认识到了该命题的重要意义。并且结合学者各自的理解与思考，进行了丰富的探讨。但是客观来讲，这些研究仍旧存在一些不足。在背景和方法上，现有研究大都着眼于政策层面，普遍使用官方的政策公文用语，缺乏学理上的深层思考和学术话语转化，也缺乏与海外中国研究或者相关专业研究学者的普遍理论对话。现有研究过于强调中国的特殊性，没有去深挖一些政策制度背后潜藏的具有普适性的影响变量，使得研究的意义与贡献有所局限，有自说自话之嫌，难以向世界讲好中国故事。同时，由于缺乏普遍理论的支持，许多研究和政策文件一再重复总书记的讲话，难以形成深度、系统的剖析。更有甚者，有些学者和官员滥用“治理”概念，言必称“治理”，但实际上依旧默认“治理”是以政府为主体进行国家和社会的管理，尚未形成政府“元治理者”的身份认知，对“治理”的内核与本质的理解尚且有偏差，又谈何治理现代化。最后，在操作层面上，对治理现代化的衡量以及实现路径的刻画，主要是从研究者的主观经验出发，没有规范和逻辑化的论证，显得较为随意。

党的十八大以来，以习近平同志为核心的党中央围绕着治国理政的大政方针，先后从全面依法治国、发展全过程人民民主和坚定不移地走中国特色人权发展道路等角度，全面系统地提出了旨在促进国家治理和社会治理现代化的各种政策主张。党的十九届四中全会通过的决定，全面回答了在我国国家制度和国家治理体系上应该坚持和巩固什么、完善和发展什么这个重大政治问题。2022 年党的二十大报告指出，十年来国家治理体系和治理能力现代化水平明显提高，提出到2035年“基本实现国家治理体系和治理能力现代化”，并从中国宏观经济治理、网络综合治理、现代环境治理、城乡社区治理和中国参与全球治理等多个维度，部署了未来五年的重点任务。

（二）国家治理体系中的县域社会治理

地方治理是国家治理的重要基石。中国政界和学界对地方治理的研究要早于国家治理现代化命题的提出。研究视野与国家治理的宏观视野不同，地方治理更关注解决本土实务问题。研究路径则承袭央地关系的研究路径，省、市、县等层级的治理被统筹在“地方治理”“地方政府社会治理”等概念之中研究。一个共识是因发展阶段和社会结构不同，中国的地方治理不宜直接照搬照抄西方的治理理论，而应当从现实细微处着眼，发现一线和基层的治理问题，探索出适合自己的解决方案。

国家治理现代化命题提出后，地方治理现代化研究着眼于治理共同体视角下的多元主体协作、智能社会背景下的精细化治理能力提高、城市群发展面向下的跨域治理机制创新、乡村振兴战略下的产业融合和基层自治等主题。研究路径也更加细分，市域社会治理、县域社会治理等议题也从地方治理研究中被逐层分离出来，作为衔接基层治理和国家治理的关键节点，得到了越来越多的关注。研究视角上开始突破城乡二元分割的视角，将市域社会治理、县域社会治理纳入更大范围的城市化以及国家治理体系和治理能力现代化之中进行理解。党的二十大报告也提出，加快推进市域社会治理现代化，提高市域社会治理能力。

中国自古以来就是一个地域广袤且地区差异很大的国家。在国家治理方案的选择上，以秦为划分点，中央与地方的关系可以分为分封制和郡县制。郡县制是中国自秦以后实行的基本国家体制，其特征是中央政府直接统辖全国疆域和人民，同时，把疆域划分为若干行政区，设立直属于中央政府的地方政府，任命地方官员，对人民及管理事务分而治之，以实现中央集权的目标。地方建制是整个国家治理体系中的基石。县是我国最古老、最稳定的地方建制之一，按照秦代以来的国家建构方案，自上而下的地方行政建制止于县制，县以下实行“乡村自治”。因此，县域治理在国家治理体系中处于承上启下的核心位置。《史记》云“县积而郡，郡积而天下，郡县治，天下无不治”，县域治理一直支撑着国家治理全局。正是因为它的突出地位，才有习近平总书记在2015年会见全国优秀县委书记时强调的：“在我们党的组织结构和国家政权结构中，县一级处在承上启下的关键环节，是发展经济、保障民生、维护稳定的重要基础。”[①] 作为我国国家治理体系的一部分，县域社会治理既有其构成国家治理基础的上下一致性，又有县域本身独特的社会功能和治理逻辑。

1. 县域社会的内涵

县是我国数量较多、行政功能较为全面、与社会公共事务管理和基层联系较为密切的一级地方建制。我国的县级行政区划包括县、县级市，少数民族聚居地的自治县、旗（以下本书统一用“县”来指代）以及与之相当的市辖区等[②]（见表1-1）。“县域”是以县级行政区划为区域界限的地理空间。县域土地约占全国陆地总面积的90%，人口数量超过全国总人口的70%，县域经济占中国经济总量的近一半。虽然在宪法中乡（镇、街道）是我国现行地方行政区划的最底层，但鉴于目前乡财县管的财政制度安排，乡镇在实际运作中附属于县，更多地表现为县域治理的代理人。因此，从治理功能的完整度和治理资源的完备度上来看，以“县域”为城乡社会治理的基本单位更加符合中国当下的实际。

---

① 习近平．郡县治 天下安［EB/OL］．http://news.youth.cn/sh/201507/t2015 0701_6808489.htm，2015-07-01.

② 我国与县级行政区同级的还有正处级行政区，如直辖市的街道、省级开发区。

表 1－1 中国县级行政区数量

（截至 2020 年 12 月 31 日）

行政区划单位	数量	合计
县	1312	2844
市辖区	973	
县级市	388	
自治县	117	
旗	49	
自治旗	3	
特区	1	
林区	1	

数据来源：中国民政部。

县域社会以县城为中心、乡（镇）为纽带、农村为腹地，就其本身很难用“城市”或者“农村”这样现有研究中惯用的二分法去进行划分和概括。中国的城乡发展因被压缩在较短的时间内展开，工业化和土地的城市化速度明显快于人的城市化速度，这导致了所谓的虚拟城市化、半城市化、被城市化，出现了很多城乡连续体之间的中间形态，尚未实现城乡的真正融合发展。因城乡关系快速调整带来的各类社会问题在县域层面可以得到较为完整的体现①。而且，县域社会是中国独特的社会体系②，现有的西方社会学理论和治理理论都难以充分解释中国的县域社会。因此，县域社会值得特别关注。

县域社会是连通城与乡的政治、经济、社会、文化综合体，具备了完整的“治理生态”。首先，县域是一个政治化的场域，县域拥有一定的政策意义上的决策权，是推动城乡融合发展的重要平台；其次，县域社会有明确的党政关系，具备较为规范的议事决策程序，县治是较为完整的基层治理体系；第三，县可以构成一个基本的文化单元，能塑造民众的历史感、认同感以及地域传统文化心理和社会心

① 何雪松，覃可可．城乡社会学视野下的县域社会治理现代化［J］．社会科学辑刊，2021（04）：73－79.

② 王春光．县域社会学研究的学科价值和现实意义［J］．中国社会科学文摘，2020.

态；第四，县城是一个“扩大的熟人社会”，人们的社会关系是高度地方化的，几乎所有的社会关系都是在县域范围内产生的[①]。

2. 县域社会的功能

在整个国家治理体系中，县域社会具有连接基层社会与整体社会的功能：第一，县域是国家政权实体的基础单元，上承中央和省市，下接乡镇和农村，具备国家治理的全部对象和内容，承担着“执行上级政策、统筹地区规划、维护社会稳定、发展区域经济、管理社会事务、保障社会福利”等诸多行政职能。第二，县域是推动城乡融合发展和新型城镇化的实践场域，向上连接大城市，向下与农村相连，烙有城乡差距的深刻印迹。县域经济增长和城乡公共服务一体化，有助于缩小城乡二元体制造成的城乡差距。第三，县域是中国工业化、信息化与农业农村现代化有效对接的关键锚点。县域工业化与信息化，既是城市经济结构优化和新一轮信息产业化的必然趋势，也是带动农业规模化和现代化转型发展的必然选择。解决中国“三农”问题的根本就是要以县域为载体，以工业化为基础，以信息化革命为支撑，助推农业现代化和创新乡村治理模式，满足农民群众日益增长的美好生活需求。第四，县域是防范和化解重大风险的主战场。县域在化解“政治、意识形态、经济、科技、社会、外部环境和党的建设”等重大领域风险中处于前沿阵地，诸如县域金融债务危机、环境污染防治、精准扶贫政策执行、基层党组织建设等都对县级政府治理能力提出严峻考验[②]。可谓是，县域不治，基层不稳。

3. 县域社会治理的逻辑

县域社会治理是县域治理的重要内容，是国家基层政权建设和社会稳定发展的基础。县域社会治理涵盖两对关系，一是中央统治

---

① 何雪松，覃可可．城乡社会学视野下的县域社会治理现代化［J］．社会科学辑刊，2021（04）：73－79.

② 唐惠敏，范和生．县域社会治理：问题指向、核心目标与路径实践［J］．宁夏社会科学，2021（03）：145－153.

和地方治理的关系，在这一层面上体现出其构成国家治理基础的上下一致性；二是国家统治和社会治理的关系，因兼具城乡两种形态，县域社会有其独特的治理逻辑。

第一，县域社会治理的组织逻辑。按照中国目前的国家治理架构，县域治理作为整个国家治理树的枝节，遵循国家治理的基础逻辑，即以坚持党的领导为前提和保障，推进政府、社会、公众等多主体的协同治理。党领导的政府与社会“一体两翼”模式构成了当今中国县域治理的基本模式。整个县域组织框架主要由县域党组织、县域国家机关以及县域社会组织三大部分构成。前两者主要是以“五套班子”为代表的政府组织系统，县域社会组织则包括当地的企事业单位、群众组织等非政府组织。因此，从治理主体上看，县域社会治理包含县级党委政府对社会的治理、政府与社会的合作共治以及社会自治三个方面。

长期以来，县级党委政府是县域社会治理最主要的治理主体，带领其附属的公共企事业单位，共同承担起县域社会管理和社会服务的职能。这导致县域社会治理的组织逻辑与党政系统的组织逻辑趋同，呈现出高度科层化的特征。相应地，科层制的局限性也制约了县域社会治理的效能，首先表现为县级政府的权限和社会动员能力不足，很难在县域层面有效弥补和彻底解决城乡差距以及由此引发的各类问题。其次，县域社会治理的组织架构依附于政府内部的条块分割，医疗、教育、公共安全等主管部门聚焦于各自的职责范围和任务分工，社会治理资源分散在各个部门。但县域社会治理事务繁杂，实际社会治理中存在很多难以界定的治理责任。结果是在县域社会治理中，政府同级和上下级部门之间经常因职能不明、责任界限不清引发相互推诿、扯皮等情况，影响了县域社会治理的效果。

乡村治理作为县域社会治理的重要组成部分，本应充分体现出社会自治的一面。但因城镇化带来的乡村空心化使基层社会自治逐渐失去了土壤，乡村自治面临着治理主体缺失、自治缺乏经济基础等困境。而为了提升乡村治理能力，承接政府公共服务落地，村级组织的“行政化”趋势不断强化，村级组织的日常运行方式和管理模式越来越靠近政府部门，导致整个县域社会治理体系悬浮在行政系统中，社会自治的内生性秩序遭到侵蚀。

党的十九大报告中明确提出了“打造共建共治共享的社会治理格局”的重要任务，强调用新时代的多元共治思维治理好县域。多元共治注重治理主体的多元化和协同性，核心是要处理好政府、社会组织和市场组织之间的关系。这首先需要县乡两级政府划清权责边界，真正转变政府职能，为多元主体参与和乡村自治的发展提供政策保障和资源支持。其次需要培育社会自主性力量，如乡贤理事会、村级基金会，使社会组织有能力承担政府让渡与转移的职能，募集社会资源为弱势群体提供公益服务。再者需要健全政府与人民群众之间的沟通协商制度，在资源与信息公开化的基础上，通过对话协商的形式化解利益矛盾，达成社会共识，实现利益共享。

第二，县域社会治理的价值逻辑。改革开放以来，中国社会现代化的主题是以经济建设为中心，同时兼顾社会公平稳定。“效率为先，兼顾公平”成为中国社会发展和治理的初始价值逻辑。受此价值导向影响，县域社会发展大力推进城镇化和工业化，社会资源向城镇和第二三产业集聚，大量青壮年农民进城务工，逐渐富裕起来的农民也因城乡教育、医疗等公共服务差距明显而举家搬向县城。这种效率导向的县域社会现代化存在诸多弊端，导致乡村社会和农村集体经济受到市场经济冲击而逐渐凋敝，传统稳定而单一的乡村利益空间被分割，利益诉求碎片化程度加深，县域社会的分化程度不断增加，城乡差距和社会矛盾进一步扩大。同时，“效率为先”的县域社会治理价值导向还在导致县的消失和县域社会的消亡。2010 年至 2020 年的十年间，全国共撤销了 149 个县，同期增加了 120 个市辖区。撤县建市、撤县设区①被视为实现城镇化的高

① 撤县建市，是将县改设为县级市，虽然行政级别不变，但县级市属于“城市”序列；撤县设区，是将县改设为市辖区，属于市级“权力”范围的扩张。两者都是城市扩容的重要途径。

效路径，几度高涨。但有的县升级为“市”后却“徒有其表”，不但没有带动城乡一体化、人口城镇化和村民市民化，反而带来不少治理难题，如城乡空间结构畸形、地方公共服务和治理效能低下等。

为应对上述问题，国家先后提出了“城乡统筹发展”和“城乡融合发展”，城乡公平的价值导向越发鲜明。城乡统筹的重点是发挥工业对农业的支持和反哺作用，城市对农村的辐射和带动作用。以农业税取消为里程碑，中国城乡治理的逻辑发生历史性变化，国家不再从乡村汲取资源，而是加大对乡村的投入，具体表现为大量支农惠农项目进入乡村，公共财政和社会保障体系覆盖乡村，推进城乡基本公共服务均等化等举措。城乡融合则是以缩小城乡发展差距和居民生活水平差距为目标，实现城乡一体化。目前，作为城乡融合的主要空间载体，县域内要素流动不顺畅、公共资源配置不合理的问题仍旧普遍存在，县域社会治理需要进一步打破城乡社会分割的各种壁垒，重心也应转向乡村振兴、扶贫脱贫、保护绿水青山、化解基层矛盾以及公共卫生安全等诸多领域。“以人民为中心”是党的十八大以来中国特色社会主义社会治理改革的根本逻辑。在全面建成小康社会的背景下，以人民为中心的县域社会治理，应尊重社会多元、价值多元的现状，在追求效率的同时更加强调城乡公平，在“强县”的同时更加重视“富民”，围绕城乡公共服务、基础设施、产业发展、居民收入差距等问题，加快补齐乡村短板，缩小城乡差距，实现共同富裕。

第三，县域社会治理的方法论逻辑。随着时代的发展，传统的治理机制和治理方式在面对更加先发、更加集中的社会新问题时，遭遇到严峻挑战。这意味着县域社会治理方式也需要与时俱进、因地制宜。一直以来，基层自治是城乡社会治理的核心制度，尤其是有着 30 多年历史的村民自治制度，已经成为当前乡村治理的基础。近年来，在自治的基础上，法治和德治也开始成为社会治理所采用的主要治理方式。2013 年，浙江桐乡在全国率先开展自治、法治、德治“三治合一”的基层社会治理创新实践。2017 年，“三治合一”被写入了党的十九大报告。2019 年，十九届四中全会通过的《中共中央关于坚持和完善中国特色社会主义制度、推进国家治理体系和治理能力现代化若干重大问题的决定》提出，要健全党组织领导的自治、法治、德治相结合的城乡基层治理体系。“三治合一”的治理模式成为推进县域治理现代化的重要路径。2021 年，中共中央、国务院印发《关于加强基层治理体系和治理能力现代化建设的意见》，提出“面对新时代人民日益增长的美好生活需要和不平衡不充分的发展之间的矛盾，基层治理必须以满足人民群众对美好生活的向往为价值目标，实现基层治理社会化、法治化、智能化、专业化”。

数字经济时代，数字技术的支持对县域社会治理现代化的重要性逐渐凸显，“智治”作为一种新的治理方式，被用于提高社会治理的精细化与精准化水平。新时代的县域社会治理开始走向以自治为基础、法治为保障、德治为先导、智治为支撑的“四治”融合，以治理方式的转型升级促进社会治理效能的提升。“四治”融合不仅是新时代国家治理体系现代化中县域社会治理现代化的题中要义，也是实现共建共治共享格局的必经之路。

二、共同富裕与县域社会治理

（一） 共同富裕思想的发展和新时代解读

1. 共同富裕思想的主要内容

马克思在《1857—1858 年经济学手稿》中指出，在未来的社会主义制度中，“社会生产力的发展将如此迅速，生产将以所有的人富裕为目的”。恩格斯指出，只有实现“所有人共同享受大家创造出来的福利”，方可使“社会全体成员的才能得到全面发展”。列宁认为，“在社会主义社会，大家都应该做工，共同劳动的成果归全体劳动者享有”。1953年，由毛泽东主持起草的《中共中央关于发展农业生产合作社的决议》中首倡“共同富裕”，后经邓小平的发展完善，共同富裕思想成为中国特色社会主义理论的重要内容之一。邓小平指出，“社会主义的本质，是解放生产力，发展生产力，消灭剥削，消除两极分化，最终达到共同富裕”。可以说，共同富裕是具有完全知识产权的“中国专利”。邓小平的共同富裕思想主要包括以下几个部分：

第一，先富带动后富，部分先富是共同富裕的捷径。邓小平在总结了我国社会主义初级阶段的经验教训以后，认识到在物质基础还不充裕、人口压力大、发展还不均衡的时候推行共同富裕的政策是不现实的。过去“吃大锅饭”，奉行平均主义的政策主张也被证明了是失败的，贫穷不是社会主义。所以邓小平在1986年视察天津的时候提出：“一部分地区发展快一点，带动大部分地区，这是加快发展、达到共同富裕的捷径。”① 同时，在改革开放的进程中“鼓励一部分地区，一部分人先富起来，也正是为了带动越来越多的人富裕起来，达到共同富裕的目的。”② “我们允许一部分人先好起来，一大部分地区先好起来，目的是更快地实现共同富裕。”③ 这些著名论断都表明，共同富裕和部分先富是目标和手段的关系，在发展的初期必然需要利用先富作为激励手段来做大蛋糕，提供分享的基础。但这种先富但差距也不能过大，邓小平也强调，一方面运用税收等国家宏观调控的工具加以调节，另一方面通过市场机制鼓励发达地区和不发达地区进行经济交往。

第二，重视战略规划，分阶段分步骤推进共同富裕。新中国成立以来一直高度重视经济社会发展的战略规划及其落地。1981年在

---

① 邓小平文选（第3卷）[C]. 北京：人民出版社，1993：166.
② 邓小平文选（第3卷）[C]. 北京：人民出版社，1993：142.
③ 邓小平文选（第3卷）[C]. 北京：人民出版社，1993：172.

《关于建国以来党的若干历史问题的决议》中明确指出："我们的社会主义制度还是处于初级的阶段。"① 基于这样基本判断，邓小平提出在社会主义初级阶段实行"三步走"的经济发展战略，并在党的十三大报告中概括为："第一步，实现国民生产总值比一九八〇年翻一番，解决人民的温饱问题。这个任务已经基本实现。第二步，到本世纪末，使国民生产总值再增长一倍，人民生活达到小康水平。第三步，到下个世纪中叶，人均国民生产总值达到中等发达国家水平，人民生活比较富裕，基本实现现代化。"② 为了实现"三步走"的阶段性战略目标，中国坚持持续有序地推进五年规划。从改革开放到20世纪末的"六五"到"九五"阶段，中国构建起与社会主义市场经济相适应的宏观调控制度，实现了国民生产总值和国家财政收入的高速增长，也使社会生产力、综合国力和人民生活水平上了一个新台阶。从"十五"（2001—2005）开始，"西部大开发""城镇化战略""新农村建设""改善民生""脱贫攻坚"等更加注重区域、城乡、收入公平的新内容不断涌现。我国的五年规划既是一套套发展生产力实现现代化的发展方略，更是一节节逐步实现共同富裕的发展阶梯，是对在不同发展阶段中的中国如何稳步进入共同富裕的战略部署。

第三，坚持四项基本原则，为共同富裕提供制度保障。我国的四项基本原则为共同富裕奠定了社会主义基调，也确立了中国共产党的领导地位。在此基础上生发出来的坚持公有制和按劳分配为主体的基本经济制度，为避免出现严重的两极分化提供了根本性的制度保障：一是确立了人民在生产过程中的主体地位，要求建立适应生产技术变革的劳动关系；二是通过调节人们的利益关系，为社会生产提供有效激励；三是加强经济预期的可靠性，提高了经济主体之间经济联系的稳定性。正如邓小平强调的，"一个公有制占主体，一个共同富裕，这是我们所必须坚持的社会主义的根本原则"，只

① 三中全会以来重要文献选编（下）[C]. 北京：人民出版社，1982：838.

② 十三大以来重要文献选编（上）[C]. 北京：人民出版社，1991：16.

有公有制才能保障全体人民的共同权利及其实现机制。

2. 共同富裕的实践成效

从马克思主义经典作家的表述到中国共产党人的发展，可以发现提高生产力发展水平是实现共同富裕的前提，共同富裕是社会主义的本质和目标。自改革开放以来，中国通过对自身政治经济制度的建设和完善，不断解放和发展生产力，实现了经济的高速发展，2011 年成为世界的第二大经济体。2021 年，中国 GDP 总量 114.37 万亿元，人均 GDP 达到 80976 元，按年平均汇率折算达 12551 美元，超过世界人均 GDP 水平，已接近或进入高收入国家行列。但这并不意味着中国实现了富裕。GDP 只能体现国家与社会总的经济活动规模，并不能反映一国真实的经济发展水平。而其他社会平均数意义上的各种指标，如人均 GDP，或被用来判断一个国家是否跨越"中等收入陷阱"的人均国民收入，往往又会掩盖整个社会群体内部真实的个体差异，忽视了贫富差距等因素。

共同富裕追求的不仅是生产力的发展，还要求消除因剥削导致的财富集中和两极分化问题。财富基尼系数和收入基尼系数常用以反映贫富差距的程度。根据瑞士信贷《2021 全球财富报告》，我国的财富基尼系数从 2000 年的 0.5999 上升至 2020 年的 0.704，意味着财富向头部集中的速度在加快。2019 年国家统计局公布的调查数据显示，2003 年以来中国居民收入基尼系数不断攀升，在 2008 年达到了 0.491 的顶峰，之后连续 9 年持续下降①。2019 年，我国收入基尼系数为 0.465，虽然低于美国 2018 年的 0.485，但持续多年高于 0.4 的收入差距警戒标准，说明当前我国社会生产的分配制度仍然在制造着收入不平等。同时有研究表明：2013—2018 年这一时期中国的收入分配差距相对稳定，既没有明显扩大，也没有明显缩小；这种稳定性同时体现在不同收入组的收入增长率差异不大，除贫困人群外，低收入组人群和高收入组人群的收入增长率，都略高

① 国家统计局住户调查办公室编．中国住户调查年鉴 2019［M］．北京：中国统计出版社，2019：451.

于其他收入组人群。相关研究对这一时期收入差距的稳定性进行了解释分析：一方面，造成收入差距缩小的原因主要是工资增速大于GDP增速，并辅之以有所加强的再分配政策；另一方面，造成收入差距扩大的原因主要是流动人口的收入分布改变，以及非农收入的份额和居民财产性收入集中上升。二者相抵，使得基尼系数在2008年之后实际上并未有明显下降，但也没有上升[①]。

不可否认的是，我国虽然在经济总量增长和国民收入增长两个方面交出了一份亮眼的答卷，但在发展的同时也伴随着不均衡的问题。这种不均衡体现在政治经济生活的多个方面，包括收入分配的不均衡，城乡二元体制以及不同区域间发展的不均衡，公共服务供给的不均衡等问题。邓小平早在改革开放之初就认识到这种发展不均衡的潜在危害，并对解决贫富差距和地区发展不平衡的问题提出了自己的设想和时间表。在1992年的南方谈话中，邓小平指出："在本世纪末达到小康水平的时候，就要突出地提出和解决这个问题。"[②] 之后的共产党人在共同富裕思想的指导下持续地探索，党的第三代中央领导集体提出了"兼顾效率与公平""使广大人民群众共享改革发展成果"，以胡锦涛为总书记的党中央强调"以人为本，科学发展，更加注重社会公平""构建社会主义和谐社会"，从而扩展了"共同富裕"的内涵。为确保到2020年实现全面建成小康社会的奋斗目标，以习近平同志为核心的党中央提出并贯彻落实"乡村振兴""精准扶贫""东西部扶贫协作和对口支援"，通过先富带后富，打赢了脱贫攻坚战，建成了世界上规模最大的教育体系、社会保障体系、医疗卫生体系，成功实现了第一个百年目标。

3. 共同富裕的新时代解读

中共十八大以来，中国特色社会主义事业步入新时代。习近平总书记2021年8月17日在中央财经委员会第十次会议上指出，新

---

① 罗楚亮，李实，岳希明．中国居民收入差距变动分析（2013—2018）［J］．中国社会科学，2021（01）：33－54＋204－205.

② 邓小平文选（第3卷）［C］．北京：人民出版社，1993：374.

时代以来国内外环境发生了重大变化，我们需要立足于新的变化来重新调整部署共同富裕的发展战略。一方面从国内来看，中国正向着第二个百年奋斗目标迈进，并面对我国社会主要矛盾的变化。“为了更好满足人民日益增长的美好生活需要，必须把促进全体人民共同富裕作为为人民谋幸福的着力点，不断夯实党长期执政基础。高质量发展需要高素质劳动者，只有促进共同富裕，提高城乡居民收入，提升人力资本，才能提高全要素生产率，夯实高质量发展的动力基础”①。另一方面从国际大环境出发，“当前全球收入不平等问题突出，一些国家贫富分化，中产阶层塌陷，导致社会撕裂、政治极化、民粹主义泛滥，教训十分深刻！我国必须坚决防止两极分化，促进共同富裕，实现社会和谐安定。”②

党的二十大报告指出，中国式现代化是全体人民共同富裕的现代化，共同富裕是中国特色社会主义的本质要求，也是一个长期的历史过程。消灭绝对贫困、全面建成小康社会为促进共同富裕奠定了坚实基础。在实现第一个百年目标以后，中国迈上了全面建设社会主义现代化国家新征程，共同富裕在新时代有了新的内涵。

第一，共同富裕是一个人本概念。江山就是人民，人民就是江山。习近平新时代中国特色社会主义思想关于共同富裕的系列论述建立在“以人民为中心”的发展思想之上。新时代的共同富裕既不是唯生产力论，更不只是一个分配目标，不能简单理解为财富占有和收入分配的中和转移，而应以“推动人的全面发展”为宗旨，人民不仅是共同富裕的共享者，也是共同富裕的共创者。

第二，共同富裕是一个总体概念。习近平总书记强调，“像全面建成小康社会一样，全体人民共同富裕是一个总体概念”。共同富裕不是一部分人富起来，另一部分人被平均；也不是大部分人富了，少部分人被遗忘；更不是等一部分人富起来后“劫富济贫”。共同富裕是全国人民共同创造和发展的总体成果，立足于共同权

①② 习近平．扎实推动共同富裕［J］．求是，2021（20）．

利、生成于共同发展、实现于共同享用。

第三，共同富裕是一个动态概念。共同富裕并非一个理想的结果状态，而是一个动态概念。我们可以使用“实现共同富裕”的表述，但它永远是个进行时，对于贫穷和富裕的感受永远是相对的[①]。因此，实现共同富裕也是一个渐进的过程。从时间上看，共同富裕不是所有人同时同步富裕，而是先富人群带动后富人群；从空间上看，共同富裕不是所有地区同时达到一个相同的富裕水准，而是先富地区带动后富地区；从程度上看，共同富裕不是所有人无差别的同等富裕，而是普遍富裕基础上的差别富裕。

第四，共同富裕是一个整合概念。党的二十大报告指出“物质富足、精神富有是社会主义现代化的根本要求”。实现共同富裕是一个物质积累的过程，也是一个精神丰实的过程。“脑袋”“口袋”都富了才能有真正的获得感、幸福感、安全感。新时代的共同富裕超出了单纯的物质丰富范畴，是包括政治权利以及经济、文化、社会和生态福利的全结构福祉。

归根结底，共同富裕是效率和公平的有机统一。效率是公平的前提和基础，没有效率，做不大蛋糕，无以谈公平地分好蛋糕。而对收入或财富分配公平通常有两种理解，一种理解是平均分配，不论任何原因，人们应获得同等的收入或同等的生活水平，或者至少有同等的权利和机会；另一种理解是与劳动能力及业绩相匹配的收入分配，强调分配的合理性。国家立法及政府施政中的文本，多在后一种理解上使用公平这个概念。这个意义上的公平概念已经兼容效率的要求，在语义上不构成与效率的冲突。能够兼顾效率的合理的收入分配状况大体有这样几个特点：一是基尼系数大略在 0.35 左右，收入悬殊不应该太大；二是社会上出现中产阶层，他们的收入占全社会可支配收入的大部分；三是国家将低收入人群的增收看作公共性问题，通过转移支付增加他们的收入；四是国家在公共领

---

① 郁建兴，任杰．共同富裕的理论内涵与政策议程［J］．政治学研究，2021（03）：13－25＋159－160.

域大举投入，特别是通过兴办教育、医疗等事业，努力保障全体国民基本公共服务均等化，提升低收入人群的实际福利；五是公共部门崇尚清正廉洁，带动社会慈善事业的发展，使社会弱势群体获得更多的发展机会，增强社会和谐发展的韧性。这些准则，也是实现共同富裕的基本要求①。

分配制度是促进共同富裕的基础性制度。新时代推进共同富裕，要求在坚持和巩固社会主义初级阶段基本经济制度的基础上，在三次分配的不同环节实现公平与效率的动态平衡，构建初次分配、再分配、第三次分配协调配套的制度体系，即构建和完善基于权利公平、机会公平和规则公平的公共服务体系、社会保障体系和利益表达机制。值得注意的是，“公平正义”本身具有历史性，社会主义初级阶段还不具备按需分配的物质基础。初级共同富裕必须承认差异性的存在，并将分配的权利公平以及分配结果的不公平程度控制在合理区间内。同时，推进共同富裕还要避免陷入高福利陷阱，西方高福利政策是资本主义制度的产物，它无法从根本上解决贫富两极分化，且容易造成“养懒汉”现象，引发社会撕裂和政府债务危机。以公共医疗服务和医保制度为例，现阶段中国医疗的共同富裕，核心问题仍是解决医疗服务供不应求带来的可及性问题，应对方略是通过医疗健康行业的高质量发展，实现快速增长的健康需求和有效的供给之间的动态平衡，使得全体国民，无论贫富，均能享受及时、有效、温暖的医疗服务。如今的中国尚不具备提供全民免费医疗的经济基础，也必须承认城乡间、区域间医疗水平和可及性的差异。但近十年来，中国的医疗改革正在通过全民医保覆盖＋医保异地结算，限制公立医院扩张＋鼓励社会办医，分级诊疗＋互联网医院等多种途径和手段，促进城乡居民获得医疗服务的权利公平、机会公平和规则公平。

---

① 党国英．对我国县域共同富裕的理论辨析与现状考察［J］．国家治理，2022（10）：8.

（二）共同富裕视角下的县域社会治理

实现共同富裕是社会的持续善治过程[①]。县域社会层面的善治既要重新认知理论层面的效率、公平、平等、正义等社会价值，又要兼顾我国复杂的区域、城乡、阶层和群体的社会差异问题，以及“不患寡而患不均”的历史文化传统。在中央财经委员会第十次会议上，习近平总书记提出了实现共同富裕的总体思路，这对于具体的县域社会治理工作具有很强的指导意义。习近平强调：“坚持以人民为中心的发展思想，在高质量发展中促进共同富裕，正确处理效率和公平的关系，构建初次分配、再分配、三次分配协调配套的基础性制度安排；加大税收、社保、转移支付等调节力度并提高精准性，扩大中等收入群体比重，增加低收入群体收入，合理调节高收入，取缔非法收入，形成中间大、两头小的橄榄型分配结构；促进社会公平正义，促进人的全面发展，使全体人民朝着共同富裕目标扎实迈进。”[②]

在共同富裕视角下进行县域社会治理，落实到具体实践上，最现实紧要的工作是高质量发展县域经济，在把蛋糕做大，这是县域社会发展的基石；同时推动城乡公共服务的均等化和优质共享，把蛋糕分好，逐渐满足所处时代对分配正义的要求。县域社会的共同富裕可以有效避免社会过度分裂，维持统治的合法性以及社会基本的团结与稳定。

习近平总书记关于县域治理提出了“三起来”理念——把强县和富民统一起来，把改革和发展结合起来，把城镇和乡村贯通起来。2022 年 5 月，中共中央办公厅、国务院办公厅印发《关于推进以县城为重要载体的城镇化建设的意见》，明确指出要“以县域为

① 郁建兴，任杰．共同富裕的理论内涵与政策议程［J］．政治学研究，2021（03）：13－25＋159－160.

② 习近平．扎实推动共同富裕［J］．求是，2021（20）.

基本单元推进城乡融合发展，发挥县城连接城市、服务乡村作用，增强对乡村的辐射带动能力，促进县城基础设施和公共服务向乡村延伸覆盖，强化县城与邻近城市发展的衔接配合”。基于共同富裕视角和“三起来”理念，县域发展要高于县城发展，这意味着县域资源的配置，重点应该落脚到更广阔的乡村，避免县城对乡村人财物资源的虹吸效应。

县域是带有规模经济特征的地方政府辖区体制。县域经济约占当前中国国民经济的40%，虽不如城市经济吸引眼球，但县域经济更能代表中国经济发展的真实水平。《2022中国县域经济百强研究报告》提供的数据显示，中国百强县以全国不到2%的土地和7%的人口，创造了全国近10%的GDP，其中有43个“千亿县”，贡献了全国GDP总量的6.2%。这些百强县、千亿县已经发展出成熟的产业体系，成为细分领域的“世界冠军”，同城市经济一样是中国经济快速发展的引擎，属于“先富起来”的那部分。尤其是近年来受新冠疫情的冲击，城市经济的脆弱性凸显，部分拥有特色支柱产业的县域经济反而呈现出特有的韧性和稳定性。高质量发展县域经济是实现稳增长、稳就业、稳物价“三稳”目标的具体措施之一，更是通过“藏富于民”实现共同富裕的重要举措。

但同时必须明确，中国绝大部分的县仍是农产品主产功能型，没有特色产业，不在大城市周边，也不具备资源和交通优势，二三产业的基础相当薄弱，属于需要被带动的“后富”地区。这类县的功能定位主要应该是农业生产和社会治理，而非工商业化，不能盲目尝试以二三产业取代第一产业，县域经济的高质量发展应以乡村振兴、产业融合和农业现代化为主题。这类县的政府财政以转移支付多于净收入为特点，“政府支出乘数”对带动经济成长有重要作用。因此，中央、省市应承担更多的经济统筹职能，并承担相应的县域经济开发成本，县本级财政资源配置的重心应是社会基础设施建设和社会治理现代化。但这尚需要自上而下的财权事权改革，并非县域层面可以达成。

虽然不同类型的县在县域经济发展上有差异化的发展目标和策略，但在社会治理层面，作为国家治理基本单元的县域功能具有一致性，具体包含两个目标：一个是“托底”，另一个是“提升”。“托底”就是为所有人提供必要的基本公共服务和社会保障，让城乡居民幼有所育、学有所教、劳有所得、病有所医、老有所养、住有所居、弱有所扶，摆脱对衰老、失业、疾病和匮乏的恐惧。公共服务与所有人息息相关，是城乡居民对于共同富裕切身可感的内容，是社会现代化最有可比性的参照物；社会保障可以使每一个公民都能获得有尊严的生活条件，也可以促进民众的生产积极性，因为它降低了掉入贫困陷阱的风险，民众就可以放开手脚，去从事有一定风险，但回报率更高的生产活动。“提升”是指提升民众的收入能力，增加社会弱势群体的发展机会，让所有人能够依靠自己的能力获得更多的收入，让低收入群体有机会依靠自身获得更高的收入，缩小与高收入群体之间的差距。换言之，共同富裕不是要把高收入群体的收入拉下来，而是要把低收入群体的收入提上去①。共同富裕视角下的县域社会治理，重心是城乡居民基本公共服务均等化和减小收入差距，增强县域社会和谐发展的韧性。

在共同富裕的视角下，县域社会的公共服务均等化水平与分配正义理念中的机会公平直接挂钩。从中央和省市政府层面，缩小城乡贫富差距的一条重要途径，在于通过不断拆除各种妨害城乡公平的体制障碍，如通过社会保险制度、户籍制度、土地流转制度改革，消除各种社会隔阂和经济鸿沟存在的基础，扩大农村和小城镇劳动力的社会性流动，避免社会分层的固化。而从县域政府层面，县乡两级政府虽财权较弱，但因掌握更多与辖区内公共服务直接挂钩的事权，可以通过对辖区内基本公共服务的能力建设和机制创新，例如县域医共体建设和发展城乡教育联合体，实现城乡公共服务的优质共享，提升县域居民的获得感、幸福感、安全感。此外，

---

① 厉以宁，黄奇帆等．共同富裕 科学内涵与实现路径［M］．北京：中信出版集团，2022：220.

在大城市晚婚晚育、少子老龄化的背景下，县域社会还承担了人口再生产的重任。县域是中国人力资源最重要的储备库，让县域人口能够获得较高质量的教育、医疗和养老资源，可以大幅度提升中国的人力资源水平，为经济社会发展奠定坚实的人口基础。同时，更加公平、普惠的教育和医疗等基本公共服务，亦是斩断贫困的代际传递的有效方法。

县域强则国家强，县域治理是一项系统工程，作为城市与农村的结合点，县域社会的高质量发展对实现共同富裕有着至关重要的作用。

第二章

县域社会治理模式的发展和现代化

一、古代中国县域社会治理模式

春秋战国时期，以郡县制为代表的中央集权制逐渐形成。秦始皇统一天下后，郡县制被推广至全国。在中央集权国家中，县域社会治理涵盖两对关系：一是中央统治和地方治理的关系，不仅表现在县级政权的存在如何维持中央政权的稳定和延续，也表现在多层级政府间如何分权，有序有效处理国家统一体内部的各类公共事务。二是国家统治和社会治理的关系，治理公共事务不全是政府的责任，民众和社会团体也是重要的治理主体，因此在县域社会，不仅有以政府为主导的社会控制系统，还存在着一套的社会自治系统。

自秦行郡县制以来，"县"一直作为一级重要的行政单元和政治实体而稳定地存在。在漫漫历史长河中，虽然朝代几经更迭，但是不论政府层级架构如何变化，如汉的州、郡、县三级制，唐的道、州、县三级制，元的省、路、府（州）、县四级制，县级政府一直在中央集权国家中扮演着基层治理的重要角色。同时，中国古代的社会治理中一直延续着"皇权不下县"的传统，因此县成为了承上启下的关键环节。一方面，它充当了国家统治与社会治理之间的重要媒介，是国家权力在基层社会的象征，也代表君主和中央政府贯彻国家意志。另一方面，它又是发展地方经济，保障社会民生，维系社会稳定的重要基础。

（一）县制模式的初创与治理结构

县制起源于春秋时期的楚国楚武王熊通，郡制起源于秦国秦穆公嬴任好。秦始皇统一天下之前，县大于郡。《逸周书作雒》："千里百县，县有四郡。”秦始皇统一天下后，废分封、立郡县。作为日后各朝地方政制的基础，“郡县制”不是在秦始皇、李斯等政治家在短时间内就策划完成的，而是在旧有的宗法制中萌芽，并经历与官僚制长期的磨合与完善后的选择①。

1. 县制模式的初创

西周初年初步建立起了分封制和宗法制，其中尤以宗法制塑造了西周和春秋的基本政治制度，同时社会各方面都无法脱离宗法制的影响。宗法制是一种以家庭为中心，依据血缘、嫡庶来组织社会和分配财产与政治权力，以维护贵族统治的制度安排。在政治上，宗法制表现为以血缘为纽带建立起的世卿世禄的官僚体制；在社会关系中，宗法制通过嫡长子继承制、姓氏等手段划定社会等级，以维护统治秩序。

春秋时期，宗法制、分封制开始动摇。原先作为地方政权代表的卿大夫家族内实行家臣制度，这些家臣与卿大夫有一定的宗法关系，并且给予封邑。但在春秋末年，家臣不再拥有封邑，而是依靠俸禄维持生计。这种带有官僚性质的家臣在战国时代逐渐发展为中央集权政体下的官僚制度。在春秋战国时期，各国经过持续百年的变法运动，逐渐废除了世卿世禄制度，剥夺贵族特权，建立起强大的中央集权体制②。

根据《左传》等文献的记载，春秋战国时期楚国创设县制。楚国的县大多是灭小国而设立的。至于为什么楚国在西周的采邑制度之外产生了新的县制，顾颉刚根据史料得出了令史学界较为信服的解释：春秋时最适宜作侵略行动的国家莫过于晋、楚、齐、秦……它们吞灭弱小，开疆拓土，国境过大，就随了环境的需要而创立了县这一制度③。此时的县制与过去的县邑不同的是出现官僚制的管理方式替代了贵族政治。县的长官不可世袭，而是由国君的诏令决定④。

---

①② 王准．中国县域治理史·古代卷［M］．吴成国，编．武汉：长江出版社，2020.

③ 顾颉刚．中国古代史读本［M］．张帆，编．北京：北京大学出版社，2006.

④ 杨宽．春秋时代楚国县制的性质问题［J］．中国史研究，1981（4）.

正是在官僚制度逐渐成型的战国时期，县制体制才逐渐创立，而过去的采邑制度日渐式微。此后，县制的治理结构和职能也日渐清晰。

2. 县域治理的组织结构

在组织结构上，县域治理主要分为县级组织和县下组织两大类。

（1）县级组织。

战国时期，县级组织基本相仿，不同诸侯国之间有所差异。相比而言，因为汉承秦制的缘故，所以秦县传世的记载较为丰富。《汉书·百官公卿表上》记载："县令、长，皆秦官，掌治其县，万户以上为令，秩千石至六百石。减万户为长，秩五百石至三百石。"由此可知，秦国县的长官为县令、县长，而二者的设置主要依据县内户口的数量，并且薪资待遇也有所差异。对于他们的职责，《续汉书·百官志》是这样描述的："皆掌治民，显善劝义，禁奸罚恶，理讼平贼，恤民时务，秋冬集课，上计于所属郡国。"

县令、县长之下，秦县还设有丞和尉。《续汉书·百官志》注："丞署文书，典仓、狱。""尉主盗贼"。可见，县丞主要辅佐令长的文书工作，并且主管刑狱囚犯，而县尉主要负责抓捕盗贼和全县军事。同时，秦县廷内的主要署吏还有令史、主吏负责日常的行政事务。

（2）县下组织。

在县以下的基层组织里，战国时期各个诸侯国也各有特色。其中楚国在县以下设有里、州、乡等基层组织作为县的延伸。

"里"作为楚国最低一级的地方行政组织，见于《史记·孔子世家》："昭王将以书社地七百里封孔子。""古者二十五家为里。"同时，"里"的行政官员称为里公，他主要负责里内行政事务，还要受理诉讼，调解纠纷，负责治安。里中还设有书社，"里则各立书社，则书社者，书其社之人名于籍"。因此，书社就是注册登记一定范围内户口的地方。

“州”作为基层行政机构，只是在《左传》中出现过一次，表明在楚庄王时期就已经设立但是并不普遍。并且根据山楚简的记载，州的行政长官叫“州加公”，他经常与里公一起受理百姓的诉讼。州与里是地方最基层的两级机构，许多行政事务都是从这两级直接开始的，并且二者联系紧密①。

“乡”作为介于里和州之间的行政机构，其行政长官为乡师，其负责的具体事务，文献记载不详。但乡主要是负责教化民众、执行行政命令的一级机构。

秦国则在县以下设乡、亭、里。乡和里是行政机构，亭为治安组织。乡设三老、啬夫和游徼，里设里正或里典，亭设亭长。和县官相比，他们不是朝廷命官，但依旧肩负着传达各项政令、维护基层治安、协助国家收缴赋税徭役等职责②。

3. 县的治理职能

由于春秋战国时期，各个诸侯国内部享有较大的自主权。因此，此时的县域治理在制度和职能层面缺乏秦汉以后大一统格局下的统一性，但归纳起来有以下一些共性的职能：

（1）军事职能。因为初创阶段的县大多是大国吞并周围小国后灭国设县，所以很多县都是设置在各国边境处。根据《左传》的多处记载，县是军赋的主要来源地，以“赋车籍马”之用。

（2）治安职能。县尉是掌管地方治安的常设官员，县以下乡啬夫、游徼、亭长和里正皆承担维护治安职责，配合户籍制度以及宗法制度，既“导之以刑”又“齐之以礼”，刑罚和教化并举来维持基层社会稳定。

（3）经济职能。其中最重要的是通过户籍制度，政府能够把握具体的赋税，从而为国家机器的运行汲取和分配资源。同时也能通过国家行政干预的方式，组织生产，开荒拓土，为战国时期各国的扩张打下物质基础。

---

① 谭黎明．春秋战国时期楚国官制研究［M］．北京：社会科学文献出版社，2017.

② 王准．中国县域治理史·古代卷［M］．吴成国，编．武汉：长江出版社，2020.

（二）郡县制基础上的县域社会治理

郡县制是古代中国自秦以后实行的基本国家体制。秦汉的郡县制代替了周的分封制，从地方分权演进为干强枝弱的中央集权，为后来两千余年的地方行政体制奠定了坚固的基础，秦汉所确立的县域治理模式也对后世影响深远。

在中央统治和地方治理的关系方面，郡县制与分封制下诞生的县制最主要的差别在于形成了中央对地方的垂直管理。首先，秦朝的县不论远近大小都由中央统一管辖控制，且中央政府与县级政府间关系相对稳定。在中央集权国家，中央政府为加强对地方的控制，会力图尽量减少政府层级。但秦以后历朝调整的主要是中央政府和县级政府之间的政府层级，如郡、州、路、省，县一级的建制一直作为一个相对稳定的基层治理单元在国家机器中保留下来。其次，在人事上，一切县级长官由皇帝任命，未经中央同意不得随意调换①，县级长官也无权进行其下属官员的调动。县级官员的职能和薪资待遇基本沿用战国时期的秦国县制。汉承秦制，此后历朝虽然对于具体官职的设置以及薪俸制度的安排有所差异，但是大体上承袭了秦汉之制。在县域治理职能上，郡县制中的县脱去了战国时期主要为军队服务的职能，而表现为行政、司法、军事与财政合一，并集权于县的最高长官，形成一个权力中心，而这一点又和中央政权体制的安排相一致②。

在国家统治和社会治理的关系方面，县域治理基于郡县制，但又包含乡治的特性。县是基层行政单位，乡并非独立的行政层级，对县的从属性突出。严耕望认为“县（道侯国）为最基层之地方行政单位”，“乡则县之区分而治者耳，不能算是一级行政单位，乡

① 宋亚平．中国封建社会的县域治理［J］．决策与信息，2008（09）：60－64.

② 白钢．中国政治制度史［M］．天津：天津人民出版社，2002.

吏亦即县廷属吏之出部者”[①]。也就是说，乡是县的派出机构，乡吏的编制属于县。这里的乡吏主要是指乡啬夫，但乡啬夫职掌不称“治”。这主要是因为乡的行政、治安及教化事权分割，并不像郡、县一样统系于某一主官。《汉书·百官公卿表上》在记载乡官时是这么描述的：“大率十里一亭，亭有长；十亭一乡，乡有三老、有秩、啬夫、游徼。三老掌教化；啬夫职听讼，收赋税；游徼徼循禁贼盗。”在乡这一层级的治理中，啬夫、有秩和游徼是官治的代表。乡啬夫直接负责管理乡的行政、司法、赋税、徭役。当乡的人口规模较大时，再增设有秩，根据《续汉书·百官志》的记载：“有秩，郡所署，秩百石，掌一乡人。其乡小者，县置啬夫一人。”游徼直属于县，由县驻派各乡担任缴巡，惩治盗贼[②]。三老为民官，主要掌管教化，是百姓的表率，职责是教导民众安分守己。因而秦汉统治者对于三老的选择非常重视，《汉书》中记载的对于三老选任的诏书如是说：“举民年五十以上，有修行，能帅众为善，置以为三老。”并且，三老作为地方代表，可以直接上书皇帝陈述自己的意见，因此三老虽然不是正式的行政职务也无俸禄，却有较高的社会地位和政治地位。《日知录·乡亭之职》推崇《周礼》乡官之制和汉代乡治，认为这是天下之治的基础。但中国古代王朝在加强集权的同时，也在增强对社会的控制。汉以后，乡治渐衰，乡治逐渐被郡县守令所主导的官治所取代。

总体来看，走向大一统的秦帝国在很大程度上承袭了过去战国时期秦国的制度安排。但由于帝国规模的扩大，其县域治理在组织结构上，除了保留过去的职能外，还形成了“小政府、大社会”的管理机制[③]。自秦形成的县域社会治理模式主要突出以下三个特点：

（1）注重实行小农经济的天然经济模式。一方面，以农为本的经济生产模式保障了县域居民的基本生活，也为国家的运行和建设

① 孙闻博．从乡啬夫到劝农掾：秦汉乡制的历史变迁［J］．历史研究，2021（02）：23.
② 白钢．中国政治制度史［M］．天津：天津人民出版社，2002.
③ 王佳．中国县域治理史·古代卷［M］．吴成国，编．武汉：长江出版社，2020.

给予了必要的物质生产保障。另一方面就是突出了县域治理中的维稳思想。统治者看到了小农经济带来的百姓安土重迁、安居乐业的稳定模式。居民主要从事自己的劳动生产来自给自足，使得人们安分守己，社会也能安定有序。

（2）注重发挥封建礼教的教化治理作用。虽然秦以后中国正式进入中央集权专制社会，而非沿用周的分封制度，但民众教化仍延续了周礼，通过给民众宣扬灌输尊卑有别的等级观念，维护基层社会稳定有序。

（3）将宗族等非正式权力组织融入县域社会治理中。中国传统社会注重血缘关系的纽带作用，虽然宗法制作为一项政治制度在秦朝土崩瓦解，但是它遗留下来的思想依旧在社会治理中发挥作用。县乡官员在行政过程中，对于家族运用家规等对家族成员进行管理和惩治往往会默许并不加干预。这在一定程度上减轻了政府的行政压力和成本，也充分运用了社会力量来加强地方治理。

二、中国县域社会治理模式的现代化

在中国的现代化进程中，“县治”一直充当着连接过去与现在的纽带，它兼具对历史要素的保留和改造，以及对现代治理经验的吸收和运用，成为我国推进国家治理体系和治理能力现代化进程中的不竭动力。

自新中国成立以来，中国县域治理模式演变的主要方向是由一元治理向多元治理模式转变。社会政治经济发展、新型政治文化的形成以及全球化冲击等因素是影响中国国家治理的主要因素，也对中国县域治理模式的演变与发展具有决定性影响[①]。具体而言，受

① 俞可平．中国治理变迁 30 年（1978—2008）［J］．吉林大学社会科学学报，2008(03)：5-17+159.

政治经济体制改革和政府职能转变的直接影响，以改革开放和分税制改革为时间节点，整个国家治理模式包括县域治理模式发生过两次比较大的转变。

（一）改革开放前的县域治理模式

改革开放前，中国的县域治理主要表现为政府全能型治理模式。新中国成立初期，中国面临着内忧外患：对内要恢复国民经济，保障人民的基本生活，对外要应对外国敌对势力的封锁，巩固新生政权与维系国家安全。但当时的中国是一个人多地少的农业国，工业基础十分薄弱，生产资源分散且稀缺。为了平抑物价、解决财政困难和支持抗美援朝，中央政府建立和发展了社会主义计划经济体制，通过在经济和政治层面的高度集权，从广大的农村地区获取资源，集中支持国家快速实现工业化。作为与农村地区最贴近的一级政权，这一时期的县级政府在土地改革、平抑物价、“一体两翼”以及社会主义改造等路线的指导下，坚定执行国家的发展政策，使我国的县域经济、政治得到了快速恢复和发展，县级政权的角色功能日渐凸显①。但此时的县级政府尚不具备自主的经济管理权和科学的财政管理能力，这主要是因为中央政府在经济层面的高度集权。

经济层面的中央集权主要体现在经济管理权和财政管理权上。新中国成立初期，计划管理权限主要集中在中央和大行政区，基本建设投资额的绝大部分和比较大的建设项目均由中央各部直接安排，全国重要的生产资料由中央统一分配。财政上实行的是中央高度集权的“统收统支”制度，后来虽然在“一五”期间调整为中央、省（市）和县（市）三级在各自的财政收支范围内“分类分成”②，但是由于

---

① 李荣娟．中国县域治理史·现代卷［M］．武汉：长江出版社，2020.

② 即将财政收入分为：固定收入、固定比例分成收入、中央调剂收入三大类，地方的固定收入如果超出了地方正常支出，剩余部分不再全部上解中央而是按照固定比例分成，这个比例一年一定。

地方固定收入在总财政收入中的比例并不高，这一制度调整并没有改变中央财政高度集权的格局。这种以中央为主的集中统一管理在当时经济发展水平不高、经济结构还比较简单的情况下，对掌握主要工农业产品的货源、稳定物价，保证人民生活供应起到了决定性的作用。但高度集权带来的问题很快暴露出来，例如企业没有自主权，许多本来企业可以办而且也应该办的事不能及时办；地方机动财力过小，很难根据地方的需要兴办必要的建设项目。1956 年毛泽东在《论十大关系》的报告中提出："要扩大一点地方的权力，给地方更多的独立性，让地方办更多的事情。"1956—1957 年，中央出台了一系列文件[①]，开始逐步下放财政管理权限给地方。对地方的放权迅速刺激了经济增长，但在高指标、瞎指挥、共产风、浮夸风严重泛滥的情况下，计划管理体制的改革脱离了原定的适当扩大地方和企业计划权限的轨道，转为"太跃进"，造成了财政收入大幅下降和对农业的沉重打击。

1963—1965 年的国民经济调整时期，中央收回了"大跃进"时期下放给地方的经济管理权限。同时，在 1961—1966 年间中央和地方的财政关系由过去的"分类分成"变为"总额分成"[②]。"文化大革命"之后，我国开始合并精简中央机构，使得许多经济管理权限再次下放，这是继"大跃进"时期之后的第二次大规模放权。本轮放权再次刺激了地方政府追求经济发展速度的激情，与此相匹配的财政制度转变为一种比较彻底的"定额包干"制[③]。在 1974—1975 年间，财政制度又改为综合过去的"分类分成"和"总额分成"的混合型分成办法[④]。但因并没有达到经济和财政收入快速增

① 这些文件包括《关于改进国家行政体制的决议（草案）》《关于改进工业管理体制的规定（草案）》《关于改进财政体制和划分中央和地方对财政管理权限的规定（草案）》《关于改进商业管理体制的规定（草案）》。

② 即不再划分中央和地方的固定收入，而是一揽子计算中央和地方的所有预算收入，各省份将自己所有的预算收入减掉预算支出之后，按照这个余额占预算收入的比重与中央进行总额分成。

③ 其主要内容是：定收定支、收支包干、保证上缴（或差额补贴）。

④ 其主要内容是：固定分成、超收另定分成比例。

长的目的，出现了全国财政状况困难的情况，所以中央和地方又回归了20世纪60年代的“总额分成”的财政关系。

总的来说，从新中国成立初期到改革开放之前，经济管理权限在央地之间大致经过了“三收两放”的变迁。虽然其中的两次放权刺激了地方固定投资的大规模增长以及相互之间的政治锦标赛，但是这种放权与改革开放后的包干制、分税制有很大的不同。这个时期在社会主义计划经济体制下，所有的社会经济资源都首先由中央政府计划和配置，尚不存在自由市场和商品经济，所谓的“放权”主要是针对国民经济重要物资的配置权限以及对国有企业的管理权。对于地方政府而言，不论是财权、事权还是人事权，都处于中央政府的严格控制下。中央主要围绕这三个权力相关的行政命令来刺激和调整地方发展经济的速度。在经济停滞的时候放权，混乱时则及时收权。并且，在经济权力上一旦放权，在其他方面就会要求集权，比如意识形态、人事、军事的控制。在这种格局下地方很难形成自己独立的利益主体意识。

在政治层面，新中国成立后继承了传统的单一制国家结构形式，并在临时宪法《共同纲领》中明确以条文的形式，进一步强化中央政府的行政权威，削弱地方的自主性，形成中央集权体制。之后，对于中央和地方关系，1949年中共中央提出了分步走向集中统一的方针，并一直持续到1954年，通过大行政区制对国内几大片区逐步完成政治、军事、经济、行政上的统一。

省以下，县级政府作为一级政权组织被保留，按照1950年颁布的《县人民政府组织通则》的规定，县人民政府委员会的职权包括:“执行上级人民政府的决议和命令；实施代行人民代表大会职权的各界人民代表会议通过并经省人民政府批准的决议；拟定与县政有关的单行法规送请省人民政府批准或备案；提请省人民政府任免或批准，或自行任免或批准任免县及所辖区、乡（行政村）的行政人员；编制本县概算和预决算，报请省人民政府审核并层报中央核准；统一领导和检查县人民政府所属部门和所辖各区、乡（行政村）的工作。根据县区大小和工作需要，县人民政府设民政、财政、教育、公安等科局，以及人民监察委员会、县人民法院和县人民监察署。县府设秘书，承县长之命主持日常工作。"

而在农村地区，乡政府被人民公社管理委员会取代，传统的"乡治"被人民公社模式取代。人民公社模式是一种以"党政合一"和"政社合一"为主要特征的高度集权的乡村治理模式。这一时期，国家政权第一次下沉到最底层的乡村社会。人民公社既是国家政权的基础组织，又是负责日常生产生活活动的社会组织。在行政方面，公社拥有人民政府的权力，负责农村地区财政、教育、卫生等各个方面的工作。在生产方面，公社向下属各生产队下达包括生产计划在内的有关生产活动的各项命令，并为各生产队提供必要的生产资料。生产大队作为公社和生产队的中间组织，成为唯一合法的村级组织。生产大队管理委员会，在公社管理委员会的领导下，管理本大队范围内各生产队的生产工作和行政工作。生产大队行政管理色彩浓厚，具有总体性社会单位的特征，比如实行生产资料和其他社会资源的公有制①，既是计划经济的生产与分配组织，又是全面专政的工具②。人民公社的本质是通过建立合作社将个体的小农经济集体化。新中国成立初期选择走集体化道路，一是基于对中国农村实际情况的理解和对中国农民所创造的经验的一种概括和提升，二是基于俄国十月革命之后列宁在实行新经济政策的改革过程中逐步探索的俄国农业社会主义过渡道路。③ 在人民公社模式下，政府可以更加直接有效地调动和管理农村地区的人力、财力和物力资源，以保障大型基础性项目的顺利建设，为我国现代工业体系的建立奠定了牢固的基础。但人民公社模式下的乡村治理存在很

---

① 冯石岗，杨赛．人民公社时期乡村治理模式透析［J］．沈阳大学学报：社会科学版，2013，15（05）：5.

② 李路路．中国的单位现象与体制改革［J］．中国社会科学季刊：香港，1994（02）：22－23.

③ 彭大成，吴春生．论列宁的合作制思想［J］．湖南师范大学社会科学学报，2005，34（02）：5.

多弊端，如扭曲农民的政治参与，激化乡村社会矛盾，阻碍乡村社会的正常分化，破坏农业生产，影响乡村文明的发展等。

从新中国成立到改革开放前，全能政府是中国整个国家治理和县域治理的主要特征。该阶段注重用强制性手段拓展财税汲取能力，通过高度的控制和动员手段组织和监控社会，推动国家权力向基层延伸，对传统的乡土社会进行重构。政治上的全能主义指“为实现政党确立的社会经济发展目标，政党和政府全方位地渗透并有效控制社会的各个层面和各个领域，对社会生活进行最广泛、最深入的政治动员”①。俞可平指出，“1978 年以前，中国在政治上组织和领导体制高度一元化，经济上则实行单一的命令型计划经济体制，公与私、国家与社会、政府与民间融为一个高度统一的整体”②。在全能主义意识形态引导下，政府成为中国县域治理的唯一主体，中国传统的县乡治理结构被解构，政府对社会的控制能力全面加强，社会组织逐渐淡出县域治理的舞台。

（二）改革开放后到分税制改革前的县域治理模式

中共十一届三中全会拉开了中国改革开放的序幕。在许多西方的专家学者眼中，中国的改革只是经济制度的改革，但是实际上这也是一场政治制度改革③。甚至说没有这一场政治体制改革，就不可能有随后的经济体制改革。从十一届三中全会到党的十三大，中国的政治改革在很大程度上表现为对党政关系的调整，这影响了整个国家的治理逻辑。改革开放的总设计师邓小平曾在各种不同场合多次提出要解决党政不分，以党代政的问题，针对的是沿用于战争年代的领导模式和领导制度。1978 年十一届三中全会调整了中共的

① 萧功秦．中国的大转型——从发展政治学看中国变革［M］．北京：新星出版社，2008.

②③ 俞可平．中国治理变迁 30 年（1978—2008）［J］．吉林大学社会科学学报，2008(03)：5－17＋159.

权力结构，重新确立了党的政治路线和工作重心，进而影响了行政体制的变迁。1987 年党的十三大正式提出了党政分开，其基本含义是“在坚持党的领导的前提下，党组织要改变包揽一切的领导方法，与政权组织和其他群众组织实行职能分开，各司其职，各负其责”。这种改革不涉及基本政治框架的变动，而是一种以政府治理或政府管理体制为重点内容的改革，伴随这场改革的还有国家与社会、政府与市场之间关系的调整。20 世纪 80 年代，中央在县设立人民代表大会常务委员会，在乡镇设立乡镇人民代表大会，在村设立村民自治制度，就是当代尝试建构新的国家统治与社会治理的关系。在政府与市场关系调整方面则集中反映在对命令型计划经济体制的改革以及对外开放。

改革开放后，我国的国家治理理念从战备状态的党政包揽一切转变为社会主义建设阶段的分工合作。治理理念的转变反映到县域社会治理上，一方面表现为政府对社会控制系统的放松，另一方面表现在中央和地方、地方各级政府间的分权关系中。

县域社会治理的变迁始于农村地区的“家庭联产承包责任制”。这种制度使农民获得生产和分配的自主权，成为独立的市场主体，为乡土社会的重建和日后的社会分化奠定了经济基础；纠正了人民公社时期管理过分集中、经营方式过分单一等缺点，促进了农业生产的现代化和后续的乡镇企业的兴起。这种将使用权和所有权分离的承包制不但对农村的生产经营制度产生了巨大影响，也影响了 20 世纪 80 年代的政府间关系和地方政府的行为逻辑。

我国从 1980 年开始试行财政包干制，1988 年在全国推广。不同于改革前以地方政府为代表的“块”被中央直属的“条”所分割的有限分权，财政包干制更加接近真正意义上的中央对地方的分权。“包干”的前提就是将中央和地方（省一级）各自的收支权限划分清楚，中央包给地方的是收支总数，而不对地方的增收、减支多加干预。这种一揽子的授权使得地方政府开始逐渐生长出明确的利益诉求和主体意识。

省以下，各层级地方政府之间也普遍实行包干制。以县与乡镇为例，在确定了每年的包干基数以后，对于超收部分，县乡之间各自确定自己的分成办法，而这些超支所得收入就是乡镇可自由支配的活钱；对于欠收部分，县级财政不予以补助以示惩戒，即“欠收不补”，这也就要求歉收乡镇自己想办法填补。这种类似于企业管理的激励机制就是所谓“地方国家公司主义”（Local State Corporation）①。这一时期，县、乡镇政府的角色发生转变，更多地表现为一个企业家的形象，注重地方实体经济发展。这一理论不但解释了财政分权如何刺激地方政府，而且还揭示了地方政府如何把这种制度激励真正落地转化为经济增长。

在层层包干的财政分权下，各级地方政府都有极强的动力去提高本级财政收入。1983 年中国开始实行“利改税”，并于 1984 年对工商税制全面改革，税收成为财政收入的重要组成部分。因包干基数并不对各税种的比例进行规定，而是一揽子包干，所以超出基数越多，地方留成也就越多。因此扩大地方超支收入的关键在于税收的增长速度和规模。根据《中国财政统计》以及《中国统计年鉴》的相关数据，流转税（工商税）一直是我国的主体税种，与财政规模高度相关。以 1984 年设立的产品税为例，其征税范围包括几乎所有工业产品和农、林、牧、水产品，计税依据就是产品的销售收入额，并不考虑企业的成本、盈利情况，针对服务业的营业税也具有类似的特点。对于政府来说，这些流转税计算简便易行，量大且易于征收。因此，地方政府有很强的动力和较低的成本去兴办地方企业，尤其是乡镇企业，一方面可以通过大规模地兴办乡镇企业增加流转税以扩大财政收入，同时实现经济总量的增长；另一方面地方乡镇企业的税后利润有相当大一部分需要作为“企业上缴利润”交给地方政府或者村集体，成为地方的预算外收入。当时的税收制度与财政包干制相结合为乡镇企业和县域经济的发展提供了

① Walder A G. Local Governments as Industrial Firms: An Organizational Analysis of China's Transitional Economy [J]. *American Journal of Sociology*, 1995, 101 (02): 263 - 301.

巨大的制度激励，但也留下了许多隐患，为日后乡镇企业的式微埋下了伏笔。

改革开放初期，大量乡镇企业的诞生为县域经济发展提供了动力，立竿见影地拉动了GDP和财政的迅速增长。但在“村村冒烟、户户上班”的背后，企业固定资产规模的扩大并没有带来所得税的增长，与之相对照，流转税的规模一直在增加（见表2－1）。流转税以企业产值或者增加值为税基，与企业规模有直接关系。在包干制下，地方政府要实现财政收入和GDP的增长就要扩大企业规模，反而对企业实际盈利状况并不关心。部分地方政府积极利用银行、信用社、农村合作基金帮助企业贷款融资来做大企业规模。这种行为被称为“放水养鱼”，即地方政府通过各种途径向企业“注水”，以行政手段动员地方资源来扩大企业规模，而不是建立真正的市场机制使企业在竞争中保持活力。这种注水行为强化了地方政府和企业的密切关系，为庇护主义和寻租提供了空间。另外，地方对经济资源的控制力在加强，改变了过去中央以“条”为主直接向地方下放管理权的管理体制，中央政府逐渐变成了地方政府和企业的委托人，地方政府及其关联企业形成的利益集团成为地方治理的主要力量。

表2－1　企业税收构成（所得税和流转税）（1985—1991年）　单位：亿元

年份	企业所得税	调节税	小计	产品税	增值税	营业税	小计
1985	513.8	82.04	595.84	594.6	147.7	211.07	953.37
1986	523.67	71.73	595.4	546.59	232.19	261.07	1039.85
1987	505.25	57.95	563.2	533.26	254.2	302	817.46
1988	514.54	56.39	570.93	480.93	384.37	397.92	1263.22
1989	519.21	64.38	583.59	530.28	430.83	487.3	1448.41
1990	543.1	61.02	604.12	580.93	400	515.75	1496.68
1991	—	—	—	629.41	406.36	564	1599.77

数据来源：参见财政部综合计划司编《中国财政统计》，科学出版社1992年版，第44页。

（三）分税制改革后的县域治理模式

1992 年邓小平南方谈话以后，中国开始步入了从计划经济向市场经济的过渡时期。此时的财政包干制虽然破除了新中国成立初期完全由中央政府集中管理的“条块分割”的计划指导模式，转为由地方政府以“块”为中心的放权发展模式，并且显著提高了地方的财政收入和 GDP 总量，但是这种发展依旧是政府主导扩大地方投资的干预模式，而且造成了各地“放水养鱼”，扰乱了经济秩序，不但没有做到“政企分开”，反而使得二者更加紧密地结合在一起，造成地方保护主义。同时，就如王绍光所言，财政包干制使地方积累了大量财力，而中央的财政收入比重过小，“诸侯经济”的态势已经初步形成，这不但降低了中央政府调控经济运行的能力，而且削弱了其权威，在这种背景下，分税制是中央集权的必然要求①。

需要说明的是，分税制形成的中央集权并非包干制之前的完全由中央政府统揽财权事权的模式，而主要是财权或者说是税权的集权。财政支出责任（事权）在中央和地方之间并没有太大变动，总体保持包干制下的分工模式。财政包干制时期，中央和地方“自收自支”的平衡是建立在地方政府享有较大比重的财政收入的情况下的。而分税制以后，中央政府急剧上升的收入比重打破了这种平衡，使得地方政府出现了巨大的收支缺口。同时，因为省级以下的收入划定由各省自己决定，1994 年的分税制改革并没有对省、市、县、乡各级政府之间的事权进行清晰划分，各省仿照分税制的逻辑划分省以下政府间关系，导致“财权层层上收、事权层层下移”的效应在各级政府间传递，越往下的县、乡镇级财政压力越大。

能否将县乡财政的困难归咎于分税制引发了诸多讨论。因为从总量上进行分析，中央拿走的部分并没有都被中央本级花掉，而是

① 王绍光．分权的底限［M］．北京：中国计划出版社，1997.

以转移支付的形式返还给了地方。周飞舟等人通过搜集分析1993—1994年县乡财政缺口情况、东中西部三大地区自分税制以来的人均预算收入，以及三大类转移支付的人均数据，得出结论：分税制在集中了地方财政收入、提高了中央财政占财政总收入的比重之后，通过税收返还和转移支付补助的形式来弥补地方财政的支出缺口，从全国总的形势来看，基本是成功的，虽然还存在一个小缺口①。但是，因为从中央到地方的转移支付存在一定的流程和时间差，尤其是县乡等基层政府，在转移支付层层划拨和分流后，能够用于农业农村建设和农村公共产品供给的部分所剩不多。财权的缺失和转移支付制度的不健全，导致基层地方政府可以自由支配的财政资源不足以支撑刚性的支出压力。这迫使地方政府不得不开始寻找新的财政收入来源。同时，还应该注意到，在包干制下地方政府已经形成了自己的利益主体意识，这更加刺激地方寻找到应对财政压力的方法。

20世纪90年代开始，大量集体企业经过私有化过程完成了企业改制，乡镇企业风光不再。21世纪初，中国加入WTO，大量国外直接投资涌入，中西部劳动力大规模向东迁移，沿海地区的工业化、城市化使得土地成为短缺资源。以乡镇企业为代表的县域工业化式微后，出口加工贸易、土地开发和买卖成为县域经济发展和县域城镇化的新的驱动力，同时也是各级地方政府的重要收入来源。

我国实行严格的土地管理制度，政府垄断土地一级市场。按照宪法第十条的规定："城市的土地属于国家所有。农村和城市郊区的土地，除由法律规定属于国家所有的以外，属于集体所有；宅基地和自留地、自留山，也属于集体所有。国家为了公共利益的需要，可以依照法律规定对土地实行征收或者征用并给予补偿。"地方政府在城市化、工业化过程中，如果要扩大城市建设用地的规模，需要占用农用地时。首先要通过土地征用的方式，将"集体土

① 周飞舟，谭明智．当代中国的中央地方关系［M］．北京：中国社会科学出版社，2019.

地”转变为“国有土地”之后才可以在土地市场上流通。然后，土地使用方需要向政府缴纳“土地出让金”以及相应税费，方可依法获得国有土地使用权。学界将此定义为“土地财政”，即指政府通过征税、收费或者经营形式获得的、与土地征用和出让有关的收入。在分税制下，这笔收入归属地方政府，成为地方财政的重要组成部分。且在预算法改革前，土地出让金是作为政府预算外收入，完全由地方自己掌控。对于分税制之后财权削弱的地方政府来说，“土地财政”可谓是疏解“财权层层上收，事权层层下移”压力的一剂良方，使得地方不需要等待中央转移支付就可以自主完成一些项目。

地方政府收获了大量的土地出让金以后，除了用于补充财政收支缺口和土地征用成本外，还有一个主要用途是利用这笔资金作为基本资产来成立一些政府下属的开发和建设公司，比如城市投资开发有限公司、城市交通投资有限公司等。周飞舟等人通过调研发现，这些公司的成立虽说是为了城市公共建设，但同时也是地方政府的融资平台，它利用资本金获取银行贷款，成为连接土地财政和金融市场的关键①。地方政府之所以采取“公司制”进行投融资是为了规避法律风险，因为《预算法》不允许地方财政列入赤字，省级政府以下不得举债；《担保法》不允许国家机关做担保向银行贷款。于是这些投资公司、基金成为县、乡镇政府为了公用事业进行举债的途径。这种“公司化”不同于过去政府兴办乡镇企业以获取税收的地方经营模式，而是通过占有和经营土地等地方稀缺资源，一方面获取市场融资，另一方面推动县域城市化和公共事业、基础设施的发展，获得土地、房地产的进一步升值，以及在项目制下获得来自上级的政治、经济收益。

分税制后，县域治理主体同时具有行政化、政治化和公司化的特征，由此形成了“行政—政治—公司”三位一体的县域治理模

① 周飞舟，谭明智．当代中国的中央地方关系［M］．北京：中国社会科学出版社，2019.

式。县域治理的“行政—政治”特征，与县、乡镇政府作为单一制国家的一级政权组织是分不开的。其中行政是指传统科层制组织的内部运行机制，而政治则是指县域环境中具有更高权威的党政体制。科层制具有专业化、技术化和程序化等优势，承担的是部门专业性、日常性的治理事务。但其形式主义、部门分割、严格预算等固有属性，使其难以多快好省地实现公共治理目标。党政体制的核心要义是坚持中国共产党对政府及其部门、人大、政协、公检法、人民团体、企事业单位的全面领导。党政体制的优势是可以承担那些单个部门无法解决，但又需要在短时间内解决的整体性治理事务。例如，县级党委通过党委会议的形式，将县域范围内那些重要的、行政科层制难以胜任的公共事务转化为政治任务，改变治理事务的性质，并对党政部门进行结构整合、资源聚集与功能重组，以完成政治任务，从而在较短时间内较好地改变县域经济社会面貌。但值得注意的是，党政体制的权威性是稀缺资源，只有极其重要的、涉及系统性风险的治理事务才需要上升为县级党委的政治任务，科层体制能解决的问题应该尽量由科层体制去解决。因此在县域治理实践中，科层体制完成了县域治理中绝大部分的常规事务，党政体制承担的是少数重要事务。县域治理的“公司化”特征，主要表现为上文所述的资源汲取方式。分税制后，作为县域治理重要主体的县、乡镇政府和村集体不再依赖直接兴办实体经济获得治理资源，而是利用行政权力和土地等资产权力经营“项目”，从中获得经济回报、行政晋升以及上级的项目激励。当然，这种“公司化”特征也为县域社会发展和治理埋下了隐患，如对土地财政的过度依赖、土地城镇化与人口城镇化不同步、乡村的空心化、县城对县域资源的虹吸效应等。

县域内原本存在的科层体制和党政体制两套主要治理体制能够与“公司制”相结合，可以用行政发包制及其衍生理论进行分析。“在中央与地方的行政权分配中，中央负责制定大政方针，但中央制定的这些国家层面的战略和政策绝大部分需要下级政府具体实施。中央保留决策权、否决权、干预权，但事权下放，下级政府拥有大量的自由裁量权。中央统摄重要的人事权，上级控制的人事权主要体现在对直接的下一级，而不是对所有官员。”① 在此过程中，中央的战略目标以各个项目的形式，被不断地下达分解至各级地方政府作为政绩考核的重要组成部分。而后通过目标和结果导向的绩效考核，以及例行检查、专项整治等巡回治理手段，使得地方政府处于一种自主约束与外部监督并存的环境之下，提高了治理灵活性和有效性。

三、推进共同富裕过程中的县域社会治理探索

正如前文所述，共同富裕是一个进行时的动态概念。在我国推进共同富裕的征程中，“三农”问题因其与贫困、发展和公平的紧密联系，一直是国家治理的重难点。因“三农”问题集中体现在县域层面，故县域社会治理是解决“三农”问题、推进共同富裕的关键。农村公共产品供给不足、城乡公共产品供给不均是县域社会治理的问题症结所在。为解决这一问题，党中央先后提出推进社会主义新农村建设、实现城乡基本公共服务均等化、新型城镇化和乡村振兴等战略，对优化县域社会治理进行探索。而在地方实践中，以浙江为代表的部分省市通过“强县扩权”“省直管县”等改革为县域治理提供了丰富的经验和案例。

（一）社会主义新农村建设

2005 年，中国共产党十六届五中全会提出推进社会主义新农村

---

① 周黎安．行政发包制［J］．社会，2014，34（06）：1－38.

建设。当时，中国正开始进入工业反哺农业、城市支持农村、财政反哺农民的新时期。党的十六大确定了全面建设小康社会的奋斗目标，并将“三农”问题定位为重点难点，提出“农业丰则基础强，农民富则国家盛，农村稳则社会安；没有农村的小康，就没有全社会的小康；没有农业的现代化，就没有国家的现代化”。新农村建设提出前，有学者对“三农”问题的界定是“农民没有享受最基本的公共产品”①。而当时农村公共产品供给不足的主要原因是县乡公共财政没有真正建立起来，广大农村地区的财政体制仍然处于“城乡分治，一国两制”的境地②。“二元”的财政制度使得农村公共产品的财政供给不足。农村地区的社会公共支出，有相当数量靠地方自筹解决。农村经济发达地区的资金来源，主要是集中一部分乡镇企业的利润和收取村办企业的管理费，不发达地区则对土地承包经营户摊派。县乡财政在农村治理中处于“缺位”状态。这与我国自古以来“皇权不下县”和“乡村自治”的县域社会治理传统有关，但并不符合全面建设小康社会和现代化国家治理的要求。因此，在推进共同富裕背景下，建立农村公共财政，改变城乡二元的财政制度，为县域治理提供足够的资源支持十分重要。

然而，受财税体制改革和农业创收功能降低等因素影响，20世纪末、21世纪初县乡财政的形势十分严峻，给农业、农村经济和社会发展造成了一些严重后果。根据农业部的资料，1999年县乡存在严重的财政缺口，全国约有1100多个县不能正常足额发放工资；乡村两级净负债3259亿元，平均每个乡负债298万元、每个村负债20万元。2006年农业税取消后，一些以农业生产为主的县乡财政面临着更大考验。特别是贫困地区，由于环境差、基础弱、底子薄，基层财政捉襟见肘、入不敷出，甚至连基本工资发放和机构运转都难以保证，几乎没有为农民提供公共产品的能力。虽然，财政

① 迟福林．为农民提供基本而有保障的公共产品［N］．中国（海南）改革发展研究院简报，2003.

② 王朝才．民族地区农村公共财政建设［M］．北京：经济科学出版社，2004.

支农资金从1995年的574.9亿元增加到2004年的2357.9亿元，但中央和地方实际承担的公共产品供给责任错位①，财政分权模式与事权划分模式的不对称②导致县乡财政领域出现“吃饭财政”“讨饭财政”问题。转移支付资金到达农村后，使用效率也极其低下，主要用于农业行政管理，难以有效投入农业发展和农村建设。

社会主义新农村建设自下而上加快了我国公共财政的建设进程。新农村建设包括经济、政治、文化、社会四个方面的内容：(1) 经济建设，主要指在全面发展农村生产的基础上，建立农民增收长效机制，千方百计增加农民收入；(2) 政治建设，主要指在加强农民民主素质教育的基础上，切实加强农村基层民主制度建设和农村法治建设，引导农民依法实行自己的民主权利；(3) 文化建设，主要指在加强农村公共文化建设的基础上，开展多种形式的、体现农村地方特色的群众文化活动，丰富农民群众的精神文化生活；(4) 社会建设，主要指在加大公共财政对农村公共事业投入的基础上，进一步发展农村的义务教育和职业教育，加强农村医疗卫生体系建设，建立和完善农村社会保障制度，以期实现农村幼有所教、老有所养、病有所医的愿望。这四个方面都离不开相应的制度优化和公共财政资金支持。

新农村建设对县域社会治理的推动作用，从公共财政角度主要表现在：(1) 增加了对薄弱产业和弱势群体的支持，优化了财政资金配置。新农村建设使国家基础设施建设的重心转向农村，增大了中央财政对农业、农民和农村的支持力度。政府对土地出让金和新增建设用地有偿使用费的收缴更加严格，并将新增建设用地有偿使用费和部分土地出让金收入用于农业土地开发，充实了农村公共财政的资金来源。(2) 优化了县乡政府事权配置，提高了县域治理的

---

① 韩俊，谢扬．中国县乡公共财政现状：问题与影响——湖北省襄阳县，河南省鄢陵县，江西省泰和县安全研究［J］．税收与社会，2003 (09)：5.

② 周飞舟，赵阳．剖析农村公共财政：乡镇财政的困境和成因——对中西部地区乡镇财政的案例研究［J］．中国农村观察，2003 (04)：13.

整体效能。为加快新农村建设，根据事权划分的受益范围与决策权相匹配原则，部分支农项目的审批权被下放给县级政府，乡镇政府的事权重心也更多地转向地方性公共事务和基础设施建设上，如村庄规划，改厨、改厕、改气，农村公共文化、体育设施建设等。部分省市，如浙江也通过强县扩权改革，把相关审批权限和资金分配权限下放给县级政府，促进了县域经济的整体规划和发展。(3) 完善了财政转移支付制度，配置财力更加合理。以浙江为代表的部分省市通过“省管县”改革试点和相关制度的完善，优化了地方政府之间的分配关系，使县乡获得了更多的财力。(4) 推动了县乡依法理财和民主理财，加强了县级财政制度建设。我国越是基层的政府，预算编制粗糙、执行随意、监督薄弱的现象越明显，完善县乡财政制度建设有助于提高财政透明度，遏制资金运行过程中的跑、冒、滴、漏和贪污腐败，吸引社会力量参与财政支出的分析、评估和监督检查。

需要说明的是，新农村建设时期的农村公共财政建设仍有诸多不足，也为县域社会治理留下了一些隐患。例如，支农资金碎片化严重，且多以专项转移支付形式下达，基层政府资金使用自主权弱，导致社会治理和建设难以获得财政资源的合力支持。相关经济权限下放不彻底，部门把项目审批权看作是实现部门利益和获得额外利益的手段，为“设租寻租”和“跑部钱进”预留了空间。支农资金使用存在偏重于养人养机构，忽视事业发展；偏重于物质资本积累，忽视人力和社会资本投资；偏重于项目建设，忽视项目运营和维护；忽视发挥市场中介作用；等等问题。“省管县”改革试点虽然扩大了资金统筹范围，但统筹资金主要来自各县，对缩小城乡差距负有主要责任的城市并没有积极参与进来，因此在缩小城乡差距方面难以大有作为。

新农村建设对县域社会治理的推动作用，还体现在增加了农民组织和市场中介组织对县域社会治理参与度的方面。在政府引导下，基于市场需求的新型农民专业化合作组织蓬勃发展，一些传统的市场中介组织（如供销合作社、信用合作社、良种推广站、农机维修站、畜牧兽医站等）也在转型中逐渐摸索到了自己的发展道路。市场中介的发展，提高了农民的组织化程度，为政府和农民的有效互动搭建了桥梁。政府依托农民组织实施支农项目，增加了农民对项目的认同度，扩大了农民对公共事务的参与度，使农村公共产品供给实现了农民自给和财政供给的有效结合。

（二）城乡基本公共服务均等化

公共服务普及普惠是共同富裕的基本维度与判断标准之一。作为公共服务普及普惠的表现形态，基本公共服务均等化是共同富裕的内在要求和应有之义。2005 年“公共服务均等化”概念首次在党的重要文件中提出。2006 年《中共中央关于构建社会主义和谐社会若干重大问题的决定》首次对基本公共服务均等化和政府责任进行了阐述。“十二五”规划首次阐明了基本公共服务与非基本公共服务的关系。“十三五”时期，城乡基本公共服务均等化正式成为发展目标。2017 年 3 月，国务院印发的《“十三五”推进基本公共服务均等化规划》中提出，到 2020 年，基本公共服务体系更加完善，体制机制更加健全，在学有所教、劳有所得、病有所医、老有所养、住有所居等方面持续取得新进展，基本公共服务均等化总体实现。“十四五”规划则进一步提出，到 2025 年基本公共服务均等化水平明显提高，到 2035 年基本公共服务实现均等化。

基本公共服务是以一定时期经济社会发展水平为基础，在社会共识基础上，政府为维护经济社会的稳定和发展、保障公民的基本生存和发展权利、实现社会公平正义而提供的公共产品与服务。其特点是基本权益性、公共负担性、政府负责性、公平性、公益性和普惠性。从逐步实现基本公共服务均等化这一表述看，所谓基本，即是在现有经济社会发展水平下，每一个社会成员都应享有的公共服务；所谓公共服务，即这些服务属于公共产品，其提供应以政府为主、以公共财政投入为主，并吸引市场主体和社会主体有序参与；所谓逐步实现均等化，即缩小基本公共服务差距需要通过持续努力而渐进实现，体现社会公平正义原则。

根据基本公共服务供给的主体和客体划分，基本公共服务非均等化可分为政府（主体）基本公共服务“供给不均”与公众（客体）对基本公共服务“享受不均”两个方面。政府基本公共服务的“供给不均”具体表现为：制度供给不均、财政供给不均和人员、设备、设施供给不均。其中，制度供给不均主要表现为公共服务制度的城乡二元化。例如新型农村合作医疗制度的实施虽然为广大农民解除了“大病致贫、大病返贫”的后顾之忧，但该制度旨在“大病统筹”，而非普通疾病的医疗保障。与城镇医疗制度的全面医疗保障相比，农村居民仍被排除在普通疾病的保障范围之外，看似均等的制度还是不公。对县域社会治理影响较大的财政供给不均主要体现为地方财政辖区内分配不均。地方财政辖区内分配不均会拉大城乡及不同社会群体之间的差距，加剧社会不公。在当前“工业反哺农业，城市扶持农村”的国家大政方针指引下，地方在财政分配中已逐步提高支农比例，并重点向基础教育、社会保障、公共卫生、环境保护等基本公共服务部门倾斜，取得了一定成效，特别是在经济发达省份。但是，我国大多数省份的财政收入有限，在县一级更是捉襟见肘，难于支付各种基本公共服务所需的资金，只能重点顾及其中一部分，造成地方财政供给不均。人员、设备和设施供给不均主要反映在各基本公共服务部门中工作人员、设备、设施配置的数量及质量上的差别。以医疗卫生服务为例，医疗人才的吸纳和医疗器材的投入资源80%集中在城区，城市医疗机构的医疗服务质量和可及性都比农村高。公众基本公共服务“享受不均”则表现在各种基本公共服务的地区差距、城乡差距上。同样以医疗卫生服务为例，我国医院设立主要以行政区域为准，一般来说，一个乡镇有一个卫生院，一个县区有一家中等级别的综合医院，一个市配有一个高级的综合医院。单从数量上，县市以上的医院明显要比广大乡镇卫生院少得多，可是乡镇卫生院的医疗服务能力和医疗质量要远远弱于城市医院，而且农村公共医疗服务与城市的差距还在变得越来越大。

由于我国区域经济社会发展水平悬殊，短时间之内要求在市域、省域或更大范围内实现基本公共服务均等化的难度太大，率先在县域内实现均等化、逐步在更大范围内推进是我国实现基本公共服务均等化目标的现实路径选择。即使是在县域层面上讨论基本公共服务均等化，县域之间的经济社会发展差异、县域内部的公共产品供给能力差异这些问题也无法回避。可以说除了少数百强县，我国大部分县乡财政的财力无法支撑与城市相当水平的公共产品投入，具体原因前文已经提到，在此不再赘述。因此，县域基本公共服务均等化的主要实现手段是政府间转移支付制度，而且中央和省级财政理应为确保财力不足地区的公众也能获得不低于最低标准的基本公共服务承担更多的支出责任。为推进城乡基本公共服务均等化，各级政府一方面通过转变政府职能、调整财政支出结构，把更多财政资金投向公共服务领域，加大财政在教育、卫生、文化、就业再就业服务、社会保障、生态环境、公共基础设施、社会治安等方面的投入。另一方面，我国也在逐步推进基本公共服务领域财政事权和支出责任划分改革。2018 年 1 月，国务院办公厅发布了《基本公共服务领域中央与地方共同财政事权和支出责任划分改革方案》，将教育、医疗卫生、社会保障等领域中与人直接相关的主要基本公共服务事项明确为中央与地方共同财政事权，并规范了中央与地方支出责任分担方式，完善相关转移支付制度。此后，各省也陆续在教育、医疗卫生等细分领域制定了省以下的财政事权和支出责任划分改革方案。

除了财政方面的改革，县域基本公共服务均等化也在从制度公平方面着手，例如逐步推行城乡统一、区域均衡的社会保障标准，逐步取消对外来人口在基本公共服务领域的差别待遇，建立县域公共服务重点项目服务统一标准和评价指标体系等。为应对基层人员、设备、设施供给不均，各地有意识地提高基层人员待遇水平，例如山东就提出乡镇工作人员（含教师）收入水平要高于县直机关同职级人员。再例如在医疗卫生领域，浙江通过推行“双下沉，两提升”“山海协作”和“县域医共体”建设，推动城市优质医疗卫生资源下沉，实现城乡医疗资源、设备和人才资源的深度共享，提升基层医疗服务能力和居民满意度。

在坚持以政府为主导的基本公共服务供给机制的同时，鼓励社会资本参与卫生、教育、养老等公共服务供给也是实现城乡基本公共服务均等化的有效手段。截至2020年，民营医院数量占我国医院总数量的66.46%，诊疗人次占医院总诊疗人数的16%；民办学校占全国各级各类学校总数的比例超过1/3，在校生占比接近1/5。截至2019年底，全国民办养老机构占比达54.7%，床位数占比达57.6%。医养结合机构中，民办比例超过70%①。从数量和规模上看，社会力量举办的公共事业已成为我国公共服务体系的重要力量。但从结构上来看，优质的民办社会服务资源也更多地集中在城市，发挥的是锦上添花的作用。想要引导社会资本流向县域，尚需更切实可行的政策引导和制度激励。以浙江为例，作为民营经济大省，浙江一直鼓励社会办医融入整合型医疗卫生服务体系建设中。2017年启动县域医共体建设试点之初，就将“鼓励县域内非营利性民办医疗机构加入医共体”写进医改政策文件。2018年省委省政府《关于全面推进县域医共体建设的意见》进一步明确“鼓励县域内社会办非营利性医疗卫生机构参与医共体；支持社会办医疗卫生机构与医共体在资源共享、分级诊疗、人才培养和技术交流等方面开展合作”。2019年又发布了《关于支持社会办医疗机构参与县域医疗卫生服务共同体建设的若干意见》，允许社会办医疗机构作为牵头医院组建医共体，这是全国首份将民营医院纳入医共体的地方性落实文件。

① 新华网. 医养结合服务能力持续提高［EB/OL］. https://baijiahao.baidu.com/s?id=1696518336498223313&wfr=spider&for=pc. 2021-04-09.

（三）新型城镇化和乡村振兴

县城是我国城镇体系的重要组成部分，县域发展需要工业化和城镇化。同时，县也是乡村振兴的主要载体。因此，县域治理具有新型城镇化和乡村振兴的双重导向，缺一不可。

城镇化是中国现代化的重头戏。城镇数目的增多和城市人口规模不断扩大是城镇化的主要表现。改革开放以来，中国城镇化进程加快，城市空间不断扩大。1978—2013 年，中国的城镇化率从 17.9% 提升到 53.7%，城市数量从 193 个增加到 658 个，建制镇数量从 2173 个增加到 20113 个。但是，空间城市化并没有产生相应的人口城市化。从 2000 年至 2010 年的 10 年内，国内城市建设用地扩张 83%，但同期包括农民工在内的城镇人口仅增长 45%，土地城镇化与人口城镇化速度极不匹配。一些地方过度依赖土地出让收入和土地抵押融资推进城镇建设，加剧了土地粗放利用，浪费了大量耕地资源，威胁到国家粮食安全和生态安全，也加大了地方政府性债务等财政金融风险。受城乡分割的户籍制度影响，大量农业转移人口难以融入城市社会，城镇内部出现新的二元矛盾，农村留守儿童、妇女和老人问题日益凸显，给经济社会发展带来诸多风险隐患①。

党的十八大明确提出了“新型城镇化”概念。新型城镇化之“新”，主要是区别于之前的“造城运动”，是以人为核心的城镇化。新型城镇化不是简单的城市人口比例增加和规模扩张，而是强调在产业支撑、人居环境、社会保障、生活方式等方面实现由“乡”到“城”的转变，实现城乡统筹和可持续发展②。2014 年 3 月份，《国家新型城镇化规划（2014—2020 年）》正式发布，提出

① 新华社．国家新型城镇化规划（2014—2020 年）[M]．北京：人民出版社，2014.

② 中华人民共和国中央人民政府门户网站．新华网评：新型城镇化是贪大求快的克星[EB/OL]．http://www.gov.cn/jrzg/2013-06/30/content_2437510.htm. 2013-06-30.

到 2020 年常住人口城镇化率达到 60% 左右，户籍人口城镇化率达到 45% 左右，努力实现 1 亿左右农业转移人口和其他常住人口在城镇落户的发展目标。因为大城市主城区人口压力普遍偏大，城市综合承载能力已经高度承压，而中小城市和广大小城镇的潜力没有得到充分发挥，这 1 亿农业人口转移的理想目的地是中小城市和广大小城镇。而县城作为与本地农业人口关联最紧密的小城市，是农业人口转移的首选。新型城镇化工作开展以来，在县域经济层面产生了显著的拉动作用，提高了财政收入，增加了城镇居民收入，优化了产业结构。但是当前，我国的城镇化质量总体不高，还存在城乡差距不断扩大、空间资源配置失衡、公平与效率难以兼得等诸多问题。

国务院总理李克强在 2020 年国务院政府工作报告中提出，要加强新型城镇化建设，大力提升县城公共设施和服务能力，以适应农民日益增加的到县城就业安家的需求。2022 年政府工作报告提出要推进以县城为重要载体的城镇化建设。县城与乡村地缘接近、人缘相亲，是乡村各种要素集聚转移的“中转站”，发挥着“城尾乡头”的衔接作用。县城是我国城乡融合发展的关键支撑，对促进新型城镇化建设、构建新型工农城乡关系具有重要意义。当然，县城建设必须处理好与乡村振兴的关系，避免县城与乡村在产业和人才等方面的资源争夺。国务院《关于推进以县城为重要载体的城镇化建设的意见》中明确指出要“以县域为基本单元推进城乡融合发展，发挥县城连接城市、服务乡村作用，增强对乡村的辐射带动能力，促进县城基础设施和公共服务向乡村延伸覆盖”。

乡村振兴战略是 2017 年党的十九大报告提出的。2018 年 9 月，中共中央、国务院印发《乡村振兴战略规划（2018—2022 年）》，提出实施乡村振兴战略“三步走”时间表。2021 年 2 月，国务院直属机构国家乡村振兴局正式挂牌；4 月十三届全国人大常委会表决通过《中华人民共和国乡村振兴促进法》。2021 年，中央财政预算安排衔接推进乡村振兴补助资金 1561 亿元，重点支持培育和壮大欠发达地区特色优势产业，支持健全防止返贫致贫监测和帮扶机制、“十三五”易地扶贫搬迁后续扶持、脱贫劳动力就业增收，以及补齐必要的农村人居环境整治和小型公益性基础设施建设短板等①。由此可见，乡村振兴在中国全面建设社会主义现代化国家中的战略重要性。2022 年中央一号文件中提出“扎实有序做好乡村发展、乡村建设、乡村治理重点工作，推动乡村振兴取得新进展、农业农村现代化迈出新步伐”，同时也提出了“大力发展县域富民产业”“加强县域商业体系建设”“加强基本公共服务县域统筹”等措施。

实施乡村振兴战略关键节点在县域。与具有较强内生动力的城镇化相比，乡村振兴缺乏内生动力，更为困难，因此更加需要县域治理创新。乡村振兴战略的实施，为加强和推进县域社会治理创新提供了重要时机和现实依据，是县域治理创新的检验场和动力源。而县域治理创新，有助于解决乡村振兴战略实施中的诸多现实矛盾、问题和困难，有助于克服实践进程中的体制性、机制性、固有性的障碍、阻隔和制约②。目前，以乡村振兴为导向的县域治理创新集中在农村三产融合、美丽乡村/小镇建设、农村集体产权制度改革、新型农业经营主体培育、乡村数智治理等方面。

（四）浙江省管县和强县扩权改革

在财政体制上，浙江自 1953 年以来就一直有省管县的传统。20 世纪 80 年代中期，在全国普遍推广“市管县”体制的过程中，浙江省除宁波市外，并没有严格地推行“市管县”体制，而是在地改市、调整地方领导关系的同时坚持“省管县”财政体制不变。浙江省从 1994 年起明确实行省直管县财政体制，即省级政府将收入考核、转移支付、财政结算、资金调度、项目申报、债务偿还、工

---

① 财政部等六部门．中央财政衔接推进乡村振兴补助资金管理办法［Z］．2021.

② 陈木俏．乡村振兴下县域治理创新研究［J］．当代县域经济，2022（08）：3.

作部署等直接管理到县级政府，地级市和所辖的县没有直接的结算关系。就客观效果而言，同“市管县”体制下县级政府普遍抱怨“市刮县”“市卡县”现象形成鲜明对照的是，浙江形成了县域强则全省强、县域强则百姓富的良好格局①。同时，这一财政关系处理的历史传统，也为浙江推行包括财政、事权、人事权在内的省管县改革奠定了基石。

浙江“省管县”财政体制极大地调动了县级政府加快地方经济发展的积极性和创造性，有力地促进了浙江县域经济的快速发展。高度发达的民营经济，使浙江一些县甚至镇的经济总量能够超过一个市，而县级和乡镇政府的架构和权限远远落后于地方经济社会发展的需要，导致县域治理的失效。从 1992 年起，浙江省先后实施了四轮强县扩权改革，以扩大县级政府经济社会管理权限为重点，调整和规范省、设区市、县（县级市）三级政府的事权关系。强县扩权改革极大地改善了经济强县的发展环境，激发了经济强县的发展活力，推动了县域经济的快速发展。但改革的范围一直限于部分经济发达县域。2008 年 10 月十七届三中全会提出“扩大县域发展自主权、增强县域经济活力和实力”等“壮大县域经济”的具体措施和要求。同年，浙江启动第五轮扩权改革，明确提出加强县级政府的经济调节、市场监管、社会管理和公共服务职能，在全省（除宁波外）全面推行扩权强县，将凡是法律、法规、规章明确规定以外的省和设区市的管理权限，原则上都下放给县级政府。在扩权强县的同时，浙江也在赋予省级中心镇、小城市培育试点镇等强镇更多的县级经济社会管理权限。从“强县扩权”到“扩权强县”，再到“强镇扩权”，反映的是地方政府通过自身的角色转型和管理体制的创新，顺应、引导和增进民营经济发展。这种创新的内动力并非贯彻中央推进行政体制改革的指令，而是各级地方政府根据市场体系发育和社会协调发展提出新问题、新矛盾、新挑战而

① 何显明. 从“强县扩权”到“扩权强县”——浙江“省管县”改革的演进逻辑[J]. 中共浙江省委党校学报，2009，27（04）：5－13.

自发进行的政府角色行为模式的适应性调整①。

当然，浙江“省管县”体制也有其不足，包括：制约地级市的发展空间，导致中心城市发展滞后；财政省管县体制与行政市管县体制冲突，导致市县关系不顺甚至市县争利；地级市在县域发展中缺位，导致跨县域公共产品供给效率低，县域间发展不平衡加剧；县级政府治理能力与资源整合能力有限，导致县域经济粗放发展、同质化严重、后劲不足。随着县域经济发展天花板的到来，浙江也在反思“省管县”体制，尝试通过“撤县设区”和大都市圈建设来驱动县域社会经济向都市经济发展，实现市县共赢和省域一体化。

① 何显明. 从“强县扩权”到“扩权强县”——浙江“省管县”改革的演进逻辑[J]. 中共浙江省委党校学报，2009，27（04）：5-13.

第三章

县域医疗卫生事业的传统管理模式

一、县域医疗卫生事业发展现状

（一）县域医疗卫生服务体系的构成

当前我国医疗服务体系分为城市医疗服务体系和农村医疗服务体系。城市型医疗服务体系包括综合型医疗机构和社区医疗服务机构。农村医疗服务体系，即为县、乡、村三级医疗卫生服务网络。因为县级市和市辖区等多种县级行政区的存在，县域医疗卫生服务体系不完全等同于农村医疗服务体系。县域医疗卫生服务体系的主体是由县级医院和基层医疗卫生机构（图 3－1）构成的。县级医院主要承担县级区域内居民的常见病、多发病诊疗，急危重症抢救与疑难病转诊，培训和指导基层医疗卫生机构人员，相应公共卫生服务职能以及突发事件紧急医疗救援等工作，是政府向县级区域内居民提供基本医疗卫生服务的重要载体。基层医疗卫生机构的主要

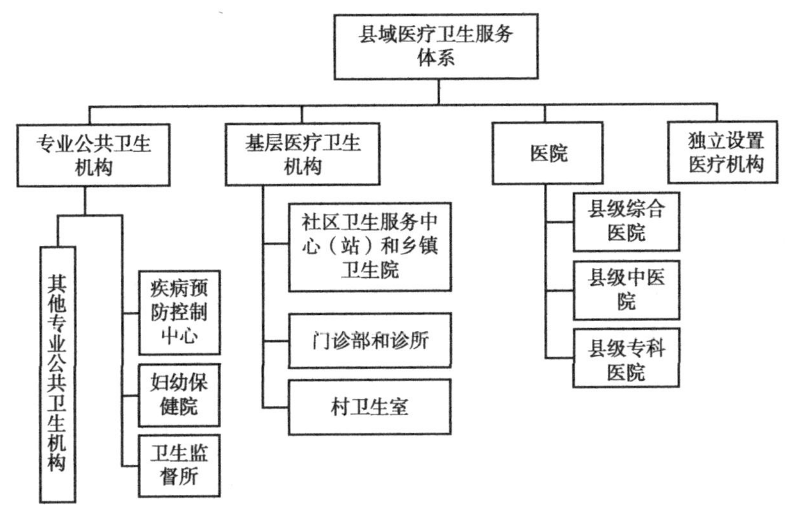

图 3－1　县域医疗卫生服务体系构成

职责是提供预防、保健、健康教育、计划生育等基本公共卫生服务和常见病、多发病的诊疗服务以及部分疾病的康复、护理服务，向医院转诊超出自身服务能力的常见病、多发病及危急和疑难重症患者。基层医疗卫生机构主要包括乡镇卫生院、社区卫生服务中心（站）、村卫生室、医务室、门诊部（所）和军队基层卫生机构等。截至2021年底，我国共有县级医疗卫生机构2.3万个，乡镇卫生院3.5万个，村卫生室59.9万个，已经实现了县乡村全覆盖。

1. 县医院

县级医院按照注册类型可以分为公立医院和民营医院，按照医院分类可以分为综合医院、中医医院、中西医结合医院、民族医院和专科医院。2021年底，全国共有县级（含县级市）医院17294所。县级医院床位数占全国医院的半数以上。2021年，全国县级（含县级市）医院诊疗13.1亿人次，入院8371.8万人次，病床使用率72.3%[①]。根据国家卫健委发布的信息，2018年全国84%的县级医院达到了二级医院的水平。2020年末，湖南、安徽、甘肃、浙江多地卫健委发布通告省内部分县级医院已经升为三级。

2. 乡镇卫生院

截至2021年底，全国2.96万个乡镇共设3.5万个乡镇卫生院，床位141.7万张，卫生人员149.2万人（其中卫生技术人员128.5万人）。与上年比较，乡镇卫生院减少了819个，这主要是因为城镇化加速导致乡镇卫生院的消失或被整合为社区卫生服务中心。2021年，乡镇卫生院诊疗11.6亿人次，入院3223.0万人次，医师日均担负诊疗8.9人次、住院1.2床日，病床使用率48.2%[②]。

3. 村卫生室

截至2021年底，全国49.0万个行政村共设59.9万个村卫生室。在村卫生室工作的人员136.3万人，平均每个村卫生室人员为2.28人。村卫生室人员中：执业（助理）医师47.6万人、注册护

---

①② 国家卫生健康委：2021年我国卫生健康事业发展统计公报。

士 19.3 万人、持乡村医生证的人员和卫生员 69.1 万人。与上年比较，村卫生室数减少了 1 万个，执业（助理）医师增加了 1.1 万人。2021 年村卫生室诊疗 13.4 亿人次，平均每个村卫生室年诊疗 2239 人次[①]。

4. 专业公共卫生机构

专业公共卫生机构主要包括疾病预防控制机构、综合监督执法机构、妇幼保健计划生育服务机构、急救中心（站）、血站等，原则上由政府举办。2021 年，全国共有县级（含县级市）疾病预防控制中心 1999 所、县级（含县级市）卫生监督所 1761 所、县级（含县级市）妇幼保健机构 1868 所。

5. 独立设置的医疗机构

目前，独立设置医疗机构主要有医学影像诊断中心、医学检验实验室、血液净化机构、病理诊断中心、安宁疗护中心、康复医疗中心、护理中心、消毒供应中心、中小型眼科医院、健康体检中心等十个类别。独立设置医疗机构，即通常所说的"第三方独立医疗机构"，是独立法人单位，属于社会办医范畴。鼓励社会力量积极参与，开办独立设置医疗机构，旨在一定程度上缓解优质资源配置不均衡问题，建设城乡协同医疗卫生服务网络。国家对独立设置医疗机构的战略布局是连锁化、集团化发展，与区域内二级以上综合医院建立协作关系，为区域内基层医疗机构提供服务。

（二）县域医疗卫生事业发展面临的主要矛盾

县域医疗卫生服务体系作为我国医疗服务体系的重要组成部分，面临的主要矛盾是健康服务供给与需求之间的不匹配。县域优质医疗卫生资源依然短缺、服务供给主体和内容单一、资源配置失衡，难以有效应对群众健康需求规模不断扩大、需求层次不断提

① 国家卫生健康委：2021 年我国卫生健康事业发展统计公报。

升、需求内容日益多元化的挑战。具体表现为：

1. 日益增长的医疗服务需求与筹资增长趋缓的矛盾

随着国民经济的发展和生活水平的提高，人们对身体健康的关注度日益提升，对于高品质医疗服务的需求日益增长。健康中国战略树立了大卫生、大健康观念，把人民健康放在优先发展的战略地位，对卫生健康事业发展提出了新的更高要求。同时，人口老龄化的不断加剧和大量慢性病患者的出现，导致疾病谱发生相应的改变，迫切需要推动发展方式由以治病为中心向以促进健康为中心转变。医学技术进步以及互联网医疗的发展也在影响着居民的就诊模式，催生新的医疗场景。在疫情防控背景下，随着县域内常住人口和户籍人口差距增大，人口流动将会带来大量公共卫生防控的需求，县域居民健康需求的总量和质量都在快速提升。

与群众的医疗服务需求共同增长的是全社会的医疗费用支出。医保的扩面和人均筹资标准提高，使政府、社会和个人的卫生健康支出都处于快速增长期。要满足群众的需求，医疗保障筹资也需要同步快速增长。但事实是，由于经济新常态和新冠肺炎疫情，医疗保障筹资增长趋缓，同时为了给企业减负，医保筹资还面临下降的压力。

2. 日趋紧张的财政收入与刚性增长的公共卫生开支的矛盾

目前，我国实行的是分级财政管理体制，中央、省、市、县等各级财政分别承担本级政府办医主体责任，县域医疗服务体系的投入主体是县级财政。“十四五”期间是我国经济社会发展转型期，整体国民经济发展以趋稳为主，有可能带来财政收入增速持平或下降，县级财政的财力缺口可能会进一步加大。同时“十四五”也是我国全面开启建设社会主义现代化国家新征程的第一个五年规划，该时期需要巩固全面小康成果和推进共同富裕，更为关注民生，而卫生健康是一项重大民生工程，需要大量的公共财政支持。面对“十四五”社会经济发展转型带来经济发展速度的下降，县级政府如何平衡日趋紧张的财政收入与刚性增长的公共卫生开支的矛盾，是县域公共卫生健康事业发展面临的巨大挑战。

3. 社会保障发展的新要求与区域发展不平衡的矛盾

随着我国社会主义市场经济体制的进一步完善，中国将进一步走向大市场、大流通、大社会。社会保障将更多地发挥社会稳定器和安全网、经济发展的调节器和助推器，以及社会可能面临动荡风险的减震器作用。持有一张社保卡，可以在全国任何一个区县看病，能够极大地降低人口流动的障碍。但是，现阶段医疗保障仍然以地方统筹为主，由于区域发展的不平衡，医疗保障水平存在明显的地区差异。“十四五”期间，经济社会发展带来人均收入水平增高，同时也带来快速和便捷的交通，这种状况为患者去县级医院就诊和县外就诊提供了更加便利的条件。随着异地医保结算普及，地区间的医疗资源竞争可能会强化，县级医保的外流压力会加大。县域内一些原本可以靠着统筹区内的医保维生的医院，也将面临更大的生存压力。

二、碎片化的县域医疗卫生事业管理

我国传统的医疗卫生事业管理是“以政府为主导、以疾病治疗为中心”的医疗卫生治理模式。“以政府为主导”意味着政府承担办医的主体责任，是医疗卫生服务体系的设计者，是公立医疗机构的直接举办者，是医疗卫生费用的筹资者，是财政资金和医疗资源的分配者，也是医疗活动的监督者。“以疾病治疗为中心”意味着医疗机构，尤其是公立医疗机构成为有限的医疗资源和卫生投入的集中地。而因为现有医疗、医药、医保管理的体系割裂，协调机制缺失，资源分配和激励机制不当，导致越是能“治大病”的城市公立医院越能够获得更多的资源，“治慢病、治小病”甚至“治未病”的基层医疗卫生机构和疾控机构则长期面临资金和人才资源不足、医疗基础设施薄弱等困难；医疗机构在提供医疗和公共卫生服务的过程中相互分离，治疗与预防业务脱节；公立医疗机构之间、公立医疗和社会办医之间竞争激烈，难以展开有效合作。传统医疗卫生治理模式的问题突出表现在医疗资源配置不合理、医疗卫生行政碎片化和相关治理主体利益诉求不一致等方面，这些问题在县域层面同样有所体现。

（一）县域医疗资源配置的不合理

医疗资源配置不合理主要发生在医院和基层医疗卫生机构这两个重要主体之间，具体表现在人力资源配置、物力资源配置、资源利用效率等方面。我国医疗资源总体分布呈现“倒金字塔”的特点，优质资源主要集中在城市大医院，基层医疗资源相对不足。医疗资源的整体利用率较低，城市医院优质医疗资源过度挤兑与基层医疗资源闲置浪费并存。目前，我国基层医疗卫生机构数量占比达到93.4%，接诊人数却仅占总诊疗人数的53%，基层住院患者占比仅占17%，大量基层床位数闲置，病床使用率仅为58.4%；与之相对的是，占全国3%的三甲医院承担了42%的诊疗人次。常见病、多发病的诊疗服务过度集中在大型医疗机构，不仅占用了大医院大量优质医疗资源，也增加了患者的就医成本。因此产生了老百姓“看病难、看病贵”，以及医疗服务连续性差等问题。

新医改启动以来，随着我国推进基本医疗保障制度建设、建立国家基本药物制度、健全基层医疗卫生服务体系及推进公立医院改革等深化医药卫生体制改革的全面实施，县域人民群众的健康保障水平得到大幅度提升，农村居民人均预期寿命、孕产妇死亡率、婴儿死亡率等指标接近城市平均水平。但是，伴随着我国城镇化加速、乡村空心化、人口老龄化和县域经济不均衡发展，县域居民的医疗卫生需求也开始出现分化。县域医疗卫生领域的主要问题不是过去整体上“缺医少药”的问题，也不是单纯的“看病贵，看病难”的问题，而是医疗资源配置不平衡带来的新问题，具体表现为：

1. 县域优质医疗资源总量不足，分布失衡

在县域内，优质医疗资源不足、布局不均的现象较大城市更为明显，形成了县域医疗资源紧张和浪费并存的局面。与大城市中会有多家大医院并存不同，县域范围内综合服务能力较强的县级医院通常占据绝对优势，本就稀缺的优质人、财、物资源会首先向县级医院集聚。相比之下，乡镇卫生院在人力资源、物资、建设投入方面长期资源不足，人员技术水平、服务设施和条件更加薄弱。在开放的市场中，患者有选择就诊机构的高度自由，在医疗资源总体不足、分布不均的现状下，必然导致拥有更多优势医疗资源的县级医院就诊压力增大，而基层医疗卫生机构由于得不到患者信任，面临着业务萎缩的风险。

虽然近年来，在国家政策利好下，政府不断加大对县域医疗机构基础设施建设和医疗人员培训的投入，但投入标准仍旧偏低。特别是经济欠发达地区，地方政府财政对乡镇卫生院的持续投入后劲不足。加之，乡镇卫生院的医疗服务收入减少，而运营成本大幅上升，这些因素多重叠加导致了目前乡镇卫生院普遍运行困难。而村卫生室作为农村三级医疗卫生服务体系的网底，则普遍面临着乡村医生业务水平参差不齐、队伍老龄化，药品种类少且不齐全，医疗设备陈旧、短缺等问题。正是由于这些问题的存在，使得部分农村居民宁愿选择跑到省市大医院看病，也不愿在当地接受治疗。但到大医院看病，来回的交通费、检查费等又成为农村居民的一大负担，且县外就医的报销比例较低，门槛费更高，最终又演变成新的“看病难、看病贵”问题。

2. 县域医疗卫生服务专业能力不强

县域医疗卫生服务体系主要由县级医院和基层医疗卫生机构构成。我国八成以上的县级医院都是二级医院，一、二级科室设置率较低，在肿瘤、心脑血管疾病等救治难度较高的专科建设上有待加强，也亟待提升儿童、康复、精神等专科资源及技术水平。县级医院的业务能力受到大型医用设备配置管理的影响，很多疾病因设备缺失原因无法在县级医院完成治疗，部分患者不得不选择到医疗费用高且报销比例相对较低的县外医疗机构就诊。同时，县级医院在服务理念及医院管理水平方面比较落后，无法满足人民群众日益增长的医疗服务和健康管理需求。乡镇卫生院在人、财、物方面长期处于薄弱地位，即便有的卫生院在政府的支持下购买到一些高端设备，仍会因检验和影像医技人才缺乏而闲置。部分手术在上级医院专家下沉时可以开展，但专家一走就难以为继。乡镇卫生院因长期由财政包干，养成了坐享其成的习惯，自主提升专业能力的意识、意愿、能力和动力都不足。村卫生室的村医则因学历相对偏低，工作能力和技术水平参差不齐，难以承担农民健康守门人的角色，有相当一部分村医虽取得了执业资格，但缺乏正规化的学习或培训，实际工作中存在医疗安全隐患。

根据医疗保障理论和公共服务均等化理论，近年来政府对乡镇卫生院考核侧重于基本公共卫生服务方面，乡镇卫生院的基本医疗能力有弱化趋势。但“重医轻防”仍是基层公共卫生领域的常态，新冠肺炎疫情防控也暴露出基层公共卫生事业建设上的短板。基层现有的公共卫生服务体系建设与群众的公共卫生服务需求还存在较大的差距。新冠肺炎疫情防控中，乡镇卫生院的应急意识、应急速度、应急储备、应急技能、应急协作等方面还存在着较多问题，在医防融合方面还需要进一步加强。

3. 县域医疗机构优质人力资源流失严重

受培养周期长、激励机制缺失、执业环境恶化等因素的影响，优质卫生技术人员数量并没有与医疗需求同步增加。由于经济发展不平衡导致的城乡差距，县域医疗机构医疗人才本就储备不足，又面临着严重的人才流失，其中尤以基层为甚。流失的原因有：一是人事薪酬制度僵化，福利待遇较低。可以说，目前绝大部分地区在编制设置上较为保守，县域医疗机构的编制无法根据实际情况及时调整，核定的编制数与实际工作需求存在一定偏差；乡镇卫生院入编政策严格，导致缺编率偏高；薪酬与编制高度关联，整体待遇较差，地方财力不足或医院财务困难时甚至会拖欠工资。二是县域公共服务不健全，人才引进吸引力不强。地区的人才吸引力会受住房资源、教育资源、生活设施便捷程度等因素的影响，在既无区位优势、又无资源优势的县城和农村，即便招引到高质量人才也留不住，后期的流失现象比较突出。三是城市综合医院和民营医院的虹吸效应。年轻的医学院校毕业生取得执业资格后，会首选职业发展路径更为宽广的城市医院或薪酬更高的民营医疗机构，县城医院的学科带头人和技术骨干也大量流向城市综合医院、民营医院，导致县级医院缺少专科的带头人，而基层缺少合格的执业（助理）医师和全科医生。

我国县域医疗卫生资源配置处于碎片化状态的原因有二：其一是现有医疗机构布局不完善、医疗卫生资源的宏观管理规划不足。省以下各级政府对于医疗资源的管理上缺乏统筹规划，不同等级医疗机构间重复建设严重，医疗机构间的合作松散，沟通不畅，甚至争夺医生、患者、大型设备指标等资源。其二是农村医疗卫生服务的财政供给和社会自给均不足，难以形成有效互补。因难以取得理想的利润回报，大型民营医疗机构通常不愿在农村地区设立院区，县域公立医院主要供给综合医疗服务，导致县域医疗专科能力薄弱，专科建设缓慢。原本粗放生存的民营诊所和村卫生室也随着医疗监管的加强、村医队伍的后继无人而逐渐消失，留下许多空白地带。

综上所述，县域医疗服务存在的基层弱化问题、医防割裂问题、患者流失问题、人才流失问题和运营成本高等问题的根源都是医疗资源的碎片化和配置失衡。县域方面的医防资源整合和优化配置需要相关部门来进行统筹设计和政策协调，但县域医疗卫生行政的碎片化使资源整合困难重重。

（二）县域医疗卫生行政的碎片化

卫生行政是指政府建立一套医疗卫生管理机构和制度体系，进行保障和增进全民健康的活动。中国卫生行政的碎片化既有一定历史因素，更受到政府治理能力和财力的影响。

1. 近代中国卫生行政的发展演变

在近代中国国家行政体系中，卫生行政始终处于边缘位置，其诞生依附于海关、警察等强势机构，其独立借机于国民政府的国际合作和新县制的推行。最早在中国建立卫生机构的是英国人赫德，他在担任中国海关总税务司期间建立起一套海港医官制度。八国联军侵华后，清政府开始创办地方卫生行政。光绪三十一年九月（1905 年 10 月），清政府谕令成立巡警部，在警保司下设卫生科，作为管理全国卫生行政的部门。但及至 1927 年，整个中国的卫生行政机构仍是凤毛麟角。整体而言，卫生行政职能除附属于警察机构外，还隶属于不同机构，如军医属于海、陆军部，工人卫生归农商部，学校卫生归教育部，海港检疫归各地海关①。

南京国民政府卫生行政是在国际联盟卫生委员会（以下简称“国联卫委会”）的指导下展开建设的，集中于中央公共卫生建设，对地方以进行技术指导为原则②。1928 年 11 月 1 日，国民政府成立卫生部，设立总务、医政、保健、防疫、统计五司。12 月 1 日，国民政府公布《全国卫生行政大纲》，基本确立了中央—省—市/县—区的医疗卫生行政层级体系，以及卫生事务的属地管理和垂直指导的原则③。但这套行政规划未来得及推行，卫生部就在 1930 年被降级为卫生署，重新隶属于内政部。1932 年卫生署在公函中写道：

①② 杜丽红．碎片化的专业治理：国家政权建设视角下近代中国卫生行政的演变［J］．广东社会科学，2021（06）：131－143.

③ 全国卫生行政系统大纲［N］．卫生公报，1929（01）：5.

"关于县的医药救济，以及卫生事业，我国可以说是完全没有的。"① 当时关于卫生行政地方化的探索，聚焦于是以县为中心，还是以省为中心；是以预防为主，还是治疗与预防相结合。最终国民政府形成了以县卫生院为中心展开地方卫生行政建设的政策取向，采纳了公医制度。公医制度就是国家主办医疗事业，"国内一切医事建设事业，完全由政府主办，现有医务人员，照军队警察例，由国家发给薪工；医事建设费由国家税收支付，使人民无论贫富阶级，同受免费医疗"。公医制度一方面强调治疗与预防结合，治疗医学为推行卫生之始，预防医学乃办理卫生之本，尤须注意预防，另一方面强调行政与技术配合，使行政有技术的根据，技术有行政的力量②。

抗战爆发后，国民政府在全国范围内开始推行新县制，卫生署借此机会在县推行公医制度。1940 年 12 月 9 日，卫生署颁布《县卫生工作实施纲领》，规定县卫生工作应以卫生院为中心，逐渐在各区设置分院，在各乡镇设置卫生所，在各保设置卫生员，将卫生系统与县一级的行政系统统合起来③。但在推行过程中，南京国民政府由于始终面临着战争，将责任都推给了县政府去承担，几乎没有提供任何经费、人员和技术的支持。卫生行政在县行政系统中地位模糊，不受重视，导致县卫生院成为"文件政治"的践行者，对地方医疗卫生状况改善成效甚微。国民政府的卫生行政发展受制于国家治理能力和国家医疗卫生水平，由于未能得到足够的财政支持和专业支持，卫生行政成效不佳。整体而言，近代中国卫生行政组织和功能都不完善，是一种碎片化的专业治理。不仅没有形成从中央到地方的卫生垂直管理体系，一直保持着多中心的状态，其结构是分散的、割据式的，而且无论是城市还是乡村，基层都不能为社

---

① 卫生署．县政府应负责筹办县立医院［J］．黄县民友，1933，1（47）：5.

② 叔吉．论我国急须建立公医制度［J］．抗建，1941，4（4-5）：8.

③ 县卫生工作实施纲领［Z］．广东卫生，1940（18）：18.

会大众提供有效的医疗卫生公共服务①。

2. 新中国的医疗卫生管理体制发展变迁

新中国的医疗卫生政策和体制变迁大致经历了三个阶段：卫生事业福利时期（1949—1978 年），市场化改革时期（1978—2003 年），回归公益性时期（2003 年至今）。卫生行政的指导思想、政策取向和管理方式也相应发生了变化，总的逻辑是从低水平覆盖，到提高效率，再到健康导向。

（1）1949—1978 年。

福利性卫生政策。新中国成立初期，卫生人才以及卫生医疗资源严重稀缺，特别是广大农村地区除了少数中医以外几乎没有医疗卫生资源。而当时的新中国不具备建立资本相对密集并且强调专业高技术的西方医疗模式的条件。新中国学习苏联在城市地区建立了福利性质的劳保医疗和公费医疗制度，基本覆盖了城市大部分劳动者和大多数的职工家属。通过“卫生工作与群众运动相结合”开展爱国卫生运动，建立城乡卫生服务网络。在农村地区，则实施了农村合作医疗制度和赤脚医生制度，依托集体经济和群众运动，以低廉的成本向农村地区提供初级卫生保健，对解决农民缺医少药问题、维护农民健康起到了独特的作用。总体而言，计划经济时期的卫生行政通过强大的政治动员和资源集中能力，首次建立了覆盖全民的医疗保障制度。但受制于物质资源和专业人才的不足，医疗卫生服务供给水平整体较低，且存在明显的卫生资源城乡分布不均衡状况，多数农民依然缺乏基本的医疗保障和医疗服务。

（2）1978—2003 年。

医疗“市场化”。20 世纪 80 年代以后，社会发展的价值取向从公平与效率并重逐步演化为效率优先，政府开始逐步调整医疗卫生事业和服务的定位，市场化改革成为医改主线。在计划经济时期建立的国有企业、集体企业以及人民公社开始改革或者解体，原有

① 县卫生工作实施纲领［Z］. 广东卫生，1940（18）：18.

医疗保障制度所依赖的经济组织基础不复存在。在城市，依托国有企业的劳保医疗和公费医疗被新的城镇职工基本医疗保险制度所替代，医疗保险的覆盖人群大幅度减少。在农村，合作医疗和赤脚医生所依赖的社会组织开始瓦解，依托集体公益金的农村合作医疗覆盖率迅速下降。财政体制方面，统收统支的财政政策向分级分税制转变，地方政府开始更多地承担卫生筹资责任。而地方政府在供给医疗卫生服务时，更强调其商品属性，福利属性被弱化，导致政府卫生投入占卫生总费用比重连年下降。且由于不同地方政府的财政收入差距很大，卫生投入的地区差异开始显现。同时，经济改革的手段开始大规模应用于医疗机构，公立医院和公共卫生机构可以创收，以弥补政府投入的不足。民间资本被允许举办医疗机构提供医疗卫生服务，但在发展平台和支持条件方面相较公立医院面临诸多政策不平等。市场化导向的卫生政策极大促进了我国医疗卫生资源的扩张，但这一时期也是我国卫生行政碎片化最突出的时期，医保制度城乡分设、管理分离、资源分散；民营医院与公立医院差别待遇；在卫生筹资中“政府退出”，更多强调个人的责任；重医疗、轻卫生，尤其是对农村卫生工作不重视。多重因素共同作用导致“看病难、看病贵”成为社会突出问题。

（3）2003 年至今。

医疗公益性回归和健康导向。SARS 疫情蔓延引发中国公共卫生系统建设反思，政府开始重新定位医疗卫生事业，将其明确为公益性事业，我国医疗卫生体制进入新一轮“政府主导”时期。在农村，2003 年起试点以大病统筹为主的新型农村合作医疗制度（以下简称新农合），逐步实现基本覆盖全国农村居民。在城市，2007 年开始建立城镇居民基本医疗保险制度（以下简称城镇居民医保）。2009 年开始的“新医改”以实现人人享有基本医疗卫生服务为目标，通过加大政府投入和完善机制，着重推进基本医疗保障制度建设、健全基层医疗卫生服务体系、促进基本公共卫生服务逐步均等化、建立国家基本药物制度和推进公立医院改革试点。2016 年城镇居民医保和新农合整合为城乡居民基本医疗保险，标志着统一的城乡居民基本医疗保险制度建立。全民医保制度的不断完善，以及财政对城乡居民医保人均补助标准的逐步提高，明显降低了居民的医疗负担。2017 年健康中国战略提出以来，医疗服务理念由治疗向健康转变，政府进一步深化医药卫生体制改革，全面取消以药养医；构建多种形式医联体，推动分级诊疗制度建设；鼓励社会办医，发展健康产业；积极应对人口老龄化，推进医养结合，加快老龄事业和产业发展；打造区域医疗中心，促进区域间医疗服务同质化。2018 年，通过整合人社部的城镇职工和城镇居民基本医疗保险职责、（原）国家卫计委的新农合职责、国家发改委的药品和医疗服务价格管理职责、民政部的医疗救助职责，国家医保局成立，与新组建的国家卫生健康委员会一起，承担起医保、医疗、医药三医联动的改革重任。

3. 县域医疗卫生行政碎片化的具体表现

（1）行政管理结构的碎片化。

我国行政管理结构的碎片化通常表现在政府的纵向层级设置和横向职能分配上。在县域医疗卫生行政中，纵向的碎片化不明显，一方面因为乡镇财政多由县级财政托管，另一方面乡镇卫生院的业务工作也是接受县级卫生行政部门指导。但这不代表县域医疗卫生服务供给不会受到政府纵向层级设置的影响，相反因为省域或市域内极易形成区域间的不公平，县级财政供给不足会极大影响医疗卫生服务供给。横向上，新公共管理强调效率和专业化分工，县域医疗卫生行政的职能分散在卫生健康、医保、市场监管（药监）等多个行政部门和各级医疗机构中。政府在医疗卫生服务中承担财政支持、政策规划和质量监督等责任，具体的服务提供则由医疗机构承担。专业化的分工如果不能处理好部门间协同关系，就会转变成“多头管理”，降低服务的整体效能。在县域医疗卫生服务供给中，不同部门各有职能分工和利益诉求，卫健委是管医院的，医保局是管钱的，药监局是管药的，呈三足鼎立的格局。不同部门之间的信息资源相互阻隔，缺乏统一的组织管理体系和一体化的协调机构，医药卫生领域改革的决策机制、执行机制和监督机制较为分散，导致规划缺失、政策冲突、管理分割、制度分设、责任不明、资源分散。医疗机构面对多个主管部门，经常需要在提高服务水平和医保控费之间不断取舍。另一方面，医学知识的高度专业性使医疗机构处于信息优势地位，患者和行政主管部门作为需求方和监管方都处于信息弱势地位，碎片化的医疗卫生行政也会使患者和政府无法及时发现医疗服务供给中的失责失信行为并加以指正。

（2）县域医疗卫生服务体系的割裂。

我国县域实行的是农村三级卫生服务体系，即以县级医疗卫生机构为龙头，乡镇卫生院为主体，村卫生室为基础的服务网络，承担着为广大群众提供公共卫生和基本医疗服务的重要职责。从目前的发展情况来看，县域医疗服务体系在运行过程中，由于缺乏明确的分工合作机制以及有效层级整合，未能形成良好的层级服务效应。不同医疗机构之间各自为政、分散经营，形成了以利益竞争为主的医疗服务提供模式和三个平行层面的利益竞争主体，在一定程度上导致县级医院“龙头不强”，乡镇卫生院“枢纽不灵”，村卫生站服务“网底不牢”的现象。

县域医疗机构之间还存在着明显的信息系统断裂的问题，突出表现为不同医疗机构之间的医疗服务信息无法共享，形成一个个所谓的“信息孤岛”。究其原因，主要有几方面：①缺乏统一的医疗服务信息采集机制。不同医疗机构之间数据采集系统、标准和格式不统一，医疗检验结果互不相认，电子病历无法随患者在不同医疗机构间流转。医保和卫生主管部门对医疗机构的监管也因缺乏充足、有效的信息来源，更多地采取追责式、滞后性监管。②缺乏医疗服务信息共享的激励机制。各医疗机构往往把本机构医疗服务信息视为资本和“机密”，拒绝与其他医疗机构共享。医疗服务信息系统的分割，使医疗机构之间往往只能根据患者描述大致推断此前的医疗服务状况，造成医疗服务的连续性降低，本应完整连贯的医疗服务呈现“碎片化”。在医药卫生领域，信息的互联互通关系着信息服务和医疗服务的效率，但在现行体系中这些信息往往较为封闭，难以为改革和治理提供有效的信息基础。

与大城市相比，农村的公共卫生基础设施也比较薄弱。县域医疗和公共卫生服务体系缺乏衔接协同，机构间缺乏有效衔接。医防分割、上下断裂、公私分离的医疗卫生服务体系割断了慢性病防、治、康、促的连续过程，难以有效应对人口老龄化和慢病高发挑战，也难以满足平战结合、医防融合的重大突发疫情防治要求。

(3) 城乡医疗保障制度的差异。

除了三级卫生服务体系割裂，县域医疗卫生行政的碎片化还体现在县域医疗保障制度的碎片化上。医疗卫生行政的一个重要职责是完善医疗保障制度与政策，加强医保供给侧改革，为患者就医提供良好的制度支撑，让医保政策惠及基层群众，人人享受政策红利。但是，从计划经济的单位福利到市场经济的社会福利，我国的社会保障带有明显的身份属性和城乡差别。这种碎片化的制度设计集中反映在县域医疗服务供给和医保资金供给中。城镇职工基本医疗保险覆盖县域内的所有用人单位，包括所有企业、机关、事业单位、社会团体、民办非企业单位及其职工和退休人员。城乡居民基本医疗保险制度和大病保险制度覆盖了除应参加城镇职工医保以外的所有人员。我国虽然基本建立起覆盖全民的医疗保障体系，但是基本医疗保险的缴费标准和待遇水平仍然存在地域差异、城乡差异和职业身份差别。城乡居民因身份属性不同和就医的医疗机构等级不同而待遇支付标准不同，同一个地方医保政策因身份而复杂化。

医保制度的碎片化惯性还被延续到了长期护理保险的制度设计中。2016 年人社部办公厅发布的《关于开展长期护理保险制度试点的指导意见》要求，长期护理保险制度覆盖人群以参加城镇职工基本医疗保险的人员为主。此后，青岛、南通、上海、宁波等地才陆续把城乡居民基本医疗保险参保人群接纳进来，并将覆盖地域从原试点的市区扩大到全市范围。县域居民的医疗保障在政策设计和执行方面仍然落后于城市居民。

（三）相关治理主体利益诉求不一致

县域医疗卫生治理的相关主体包括政府部门、医疗机构、社会公众等多个主体（见表3－1）。在政府内部，受传统治理观念和官僚制组织结构的影响，各级政府及相关条线上的部门往往各自为政，追求管辖范围内的部门利益最大化，容易忽略或舍弃整体利益的最大化，导致政府整体目标在分解过程中被替代、被扭曲，进而导致治理效能降低。而政府之外，保险机构、医药企业、医院、医院管理者、医务人员、患者之间又存在着错综复杂的委托代理关系，各治理主体的利益诉求与政府并不完全一致。医疗服务的高专业性又使医务人员与其他主体间存在严重的信息不对称。在这一情景下，激励约束机制的缺乏使得各主体的利益诉求难以达成一致，进而使整个医疗服务系统产生的效益大打折扣。

表3－1　　医疗卫生相关治理主体的利益诉求

主体	社会期望	利益诉求	实现路径
卫生健康部门	保证医疗卫生服务提供的数量和质量，保障和提高人民群众健康水平，规范医疗服务领域有序、公平的竞争	提高医疗卫生资源和财政资金的使用效率，缓解看病难、看病贵问题，避免因医疗卫生事故导致社会冲突	政策制定、行业监管、财政投入
医保部门	建立健全覆盖全民城乡统筹的多层次医疗保障体系，保障医保资金透明高效，保障参保人员合法权益	确保医保资金合理使用、安全可控，避免医保资金浪费和骗保行为	医保资金控费，医保支付制度改革，监管定点医疗机构的医疗行为
省市级医院	跨区域就医可及，危、疑、难、杂、重病治疗，培养各种高级医疗专业人才，承担省级以上科研项目的任务，参与指导一、二级预防工作	良好的医院形象，提高跨区域影响力，提高医疗技术和科研能力，吸引高价值患者，提高医院效益	吸纳、垄断优质医疗资源，规模扩张，医院管理现代化

续表

主体	社会期望	利益诉求	实现路径
县级医院	本区域就医可及，疑难杂重病治疗，对一级医院进行业务技术指导，承担一定程度的教学和科研，保证“大病不出县（市）”	良好的医院形象，防止本地患者流失，提高医院效益，提高医疗技术和科研能力	引进、留住优秀人才，通过改扩建达到标准化水平
乡镇卫生院/社区卫生服务中心	向所在社区居民群众提供医疗、防疫、保健和康复服务，连接县级医疗机构和村卫生室的枢纽	医院良性运营和可持续发展	防治结合，发展适宜技术，合理控制规模和成本
医护人员	治病救人、白衣天使	合理的薪酬待遇，个人发展空间，良好的工作条件	因病施治、合理用药
患者及患者家属	理性就医，大病大治、小病小治	更好的就医体验、更低的就医成本	就医地点选择，医药费控制

从表3-1中可以看出不同主体之间的利益诉求是不同的，甚至一些主体的利益诉求是存在冲突性的。作为医疗卫生领域的行政主管部门，卫生健康部门的角色定位正逐步由公立医院的直接举办者向行业监管者转变，其基本的诉求是保证医疗卫生服务提供的数量和质量，保障和提高人民群众健康水平。例如，为优化城乡医疗资源配置，改变医疗卫生资源分布不均衡现状，提高医疗卫生资源利用率，卫生健康部门会采用行政手段推动城市公立医院下沉优质资源到县级医院，代表性政策如浙江省的“双下沉，两提升”工程（城市医院和医生下沉，县级医院服务能力和群众满意度提升）。虽然该项医疗改革在提升县级医疗卫生机构服务能力和县域就诊率方面取得了不错的成效，但“自上而下”的行政强制性推进和不够完善的成本补偿、财政激励机制仍难以弥合不同相关主体间的利益冲突。

1. 政府层面

浙江省“双下沉，两提升”的开展，并不完全是为了回应县乡民众对优质公共医疗服务的需求，而是把医疗改革、公立医院综合改革等部门履职诉求融合在内，导致公立医院和县乡民众产生“被需求”现象。“双下沉，两提升”呈现为“号召—响应型”政府行动。这种“拉郎配”的帮扶政策以政府的行政指令为主导，省、市、县三级公立医院被动配合。同时，在行政推进过程中，各级卫生行政部门也需要控制部门预算。在浙江“双下沉”改革中，省、市、县三级财政都需要在承担本级公立医院原本的政府办医支出外，承担本级医院因资源下沉和承接而产生的成本。因预算有限，各级财政之间、卫生行政部门和公立医院之间出现了成本转嫁的情况。例如浙江省要求县级财政以不低于托管医院业务总收入的3%或固定金额作为合作托管费，对城市下沉医院进行成本补偿。但在部分财政财力比较困难的地区存在由县级医院自行承担托管费的情况，而且高昂的托管费在一些地区引起了县级政府和医院的不满。

2. 患者层面

患者最关心的首先是治疗效果，其次是治疗成本。对县乡患者来说，如果治疗效果在县域内医院无法满足需求，患者会更愿意到省市大医院进行治疗，即使这个选择会带来更高的成本。这里就产生了一个“患者是否真的需要在县域内就诊”的问题。得益于较小的省域面积、较高的居民可支配收入、完善的交通设施，浙江的老百姓在“去哪看病”这件事上有相当大的自主选择权和便利。政府希望县域就诊率能达到90%以上，并以此作为对县级医院的考核指标。县级医院虽然有留住患者的经济动力，但公办医疗的公益属性决定了县级医院不可干涉患者的就医选择。为提高县域就诊率，政府推动城市优质医疗资源下沉，但受限于医疗资源和财政资金的稀缺，难以实现全省覆盖。浙江“双下沉”的成果多集中在县城或城市近郊，为相对富裕的县城患者“锦上添花”，但对于乡镇及农村地区的患者，优质医疗服务的可及性仍较低。

3. 医院层面

医疗机构在县域医疗服务体系中承担着提高健康水平和实施医疗救治的主要职责。虽然强调政府办医的主导责任和医疗的公益性，但经营压力依旧是每个医疗机构都需要面对的。在县域这个相对封闭的环境中，在患者资源、人才资源、财政支持和医保资金都有限的情况下，医疗机构分散经营，各花各的钱，各管各的人，彼此之间利益关联不密切，甚至是竞争对手的关系。省市级医院虹吸县级医院，县级医院虹吸乡镇医院，医疗资源下沉以号召命令、搞运动的方式为主，缺乏利益共享、没有内生动力。乡镇卫生院和村卫生室等基层医疗机构本应为辖区范围内的患者就近解决“小伤小病”，但现状是基层医疗机构的医疗服务不能满足患者需求或无法获得患者的信任。患者越不选择在乡镇卫生院和村卫生室进行治疗，基层医疗机构的业务能力就越难以得到发展，业务范围也会进一步萎缩，这种情况已经形成了恶性循环。

虽然政府在推动优质医疗资源下沉，但由于县级医院设备、病种、专科的限制，省、市医院高级人才下沉常常会遇到无用武之地的情形。合作双方医院规模差距越大，在结对帮扶过程中存在的问题就越多，融合也越不容易。城市医院人员紧张与基层医院需求大之间存在矛盾。一方面，城市医院下沉任务异常繁重，有些省级医院和太多的县级医院签订了托管合作关系，导致不能按要求下派专家，或下派人员的数量、质量等打折扣。另一方面，县级医院对常见病、慢性病专科建设有较大的需求，但因群众缺乏基层就诊的意愿，且城市医院出于经营目的不愿流失患者，城市医院的下沉意愿也不强。

4. 医务人员层面

而在医疗机构内部，医务人员最关心的是个人收入，同时专业技术人员还会关注自己的声誉、职称和对于专业水平的提升机会，管理人员会更关注自己在医院的职位及其匹配的资源。以政府行政力量推动的优质医疗人才下沉，由于成本补偿和激励的政策设计不够全面，导致城市医院为满足考核要求，需要强行摊派下沉指标，或下派级别较低、资历较浅、专业不对口的专家到县级医院。接到下沉任务的专家或医院管理人员，虽然按照考核要求待够了时长，但可能在县级医院接不到对症的患者，甚至存在下沉专家打卡签到后就不知所踪的情况。此外，下沉专家和空降管理层还存在连贯性较差、无法长期派驻等问题。

而在县域范围内，医务人员调动机会较少、薪资相对较低、培训不够完善，依托县域平台确实难以实现专业技术和个人收入的显著提升，因此会产生较强的流动意愿。为了增强基层医疗卫生服务能力，地方政府会组织各类技能提升培训。一些地方曾专门挑选年轻的公立基层医疗机构医务人员进行全科医生培训，但是培训结束后，这些人员继续留在原单位的寥寥无几，大多去了更好的平台发展。

第四章

县域医共体建设：县域医疗卫生领域的治理转型

一、整合型医疗卫生服务体系建设的中西方路径

（一）西方路径：分级医疗+整合医疗

针对医疗卫生服务系统碎片化和供给水平的城乡差异问题，西方医疗卫生服务供给模式变革呈现出两个共同趋势：一是健全分级医疗服务体系，凸显基层医疗卫生服务在医疗服务体系中的作用[①]，用更低的医疗服务费用实现人人享有初级卫生保健的目的[②]；二是整合医疗兴起，形成健康医疗服务链的纵向一体化，为民众提供从健康管理、疾病预防与诊治到康复的全环节、一揽子服务[③]。

1. 分级医疗

从理论层面来看，分级医疗是解决社会公平、提高医疗资源效率化的有效途径。Dawson 于 1975 年即指出三种层级的医疗服务体系，包括基层医疗服务、二级医疗服务和三级医疗服务，为医疗服务体系的整体架构奠定了基础思想。1993 年世界医学教育高峰会议提出：高效的医疗服务系统应建立在社区一级或二级医院（简称社区医院）与三级医院构建双向转诊制度的基础上，社区医院用较少的资源解决大多数患者的健康问题后，三级医院利用其高、精、尖技术来治疗由社区转诊来的少数疑难重病患者，有效实现分级医疗[④]。

---

① Macinko J, Starfield B, Shi L. The contribution of primary care systems to health outcomes within Organization for Economic Cooperation and Development (OECD) countries, 1970—1998 [J]. Health ServRes, 2003, 38 (03): 831 -865.

② WHO. The World Health Report 2008: primary health care now more than ever [R]. Geneva: World Health Organization, 2008.

③ Katon W, Ratzliff A, Stephens K A, et al. Integrated care: creating effective mental and primary health care teams [M]. New York: John Wiley & Sons, 2016.

④ 卢杨，张鹭鹭，欧崇阳，等．城市医院与社区卫生服务中心互动模式及问题分析[J]. 中国全科医学，2006 (17): 1400 -1402.

西方学界对分级医疗的概念定义并没有规范的说法，文献多集中在不同层级医疗机构之间的分工协作和转诊制度研究。Mannion认为医疗机构分工协作主要有3种模式：第一种是连接型，即不同的医疗机构之间可以互相转诊，但是医疗费用不由此转移，这是简单的转诊模式；第二种是协作网络，这种模式基于不同医疗机构间的信息平台的共享，促进双向转诊制度的落实，各层次医疗机构整合业务，提供相应的医疗服务，通过信息共享和较为全面的双向转诊协作，医疗机构之间的筹资和支付仍然保持独立；第三种是完全整合，这种模式是要建立一个高度整合的医疗机构合作组织，组织内包含有不同级别的医疗机构，对组织内所有的医疗机构进行统一管理，提供完整、连续、协同的一体化医疗服务①。

转诊（referral）的基本定义是“永久或是暂时地将照顾患者的责任，由一个医生转到另一个医生”②。转诊可以发生在各层级各种类的医疗机构之间，是多方向的③。Javalgi 等人的研究认为转诊体系应由患者、转诊医生、顾问医生及其他医疗机构作为主要参与者组成，换言之，转诊制度是将基层医疗、二级医疗及三级医疗连贯而成的一个完整医疗体系的关键④。转诊有多种形式，可从患者开始，略过基层医生，由患者自己完成到医院寻求医疗服务，这种形式即为“自我转诊”（self - referral）；但一般认为的主要转诊模式应是由转诊医生开始（可能是患者的基层医生或是专科医生），由转诊医生将患者转给顾问医生或三级医疗机构，做进一步的诊疗。Forrest 等人对欧洲国家医疗服务体系的研究发现，建立有社区医生“守门人”制度的国家，与允许直接寻求专科医生服务的国家相比，

① Mannion R. General practitioner commissioning in the English national health service: continuity, change, and future challenges [J]. International Journal of Health Services, 2008, 38 (04): 717 - 730.

② Shortell S M. Patterns of referral among internists in private practice: a social exchange model [J]. J Health Soc Behav, 1973, 14 (04): 335 - 348.

③ Referral systems assessment and monitoring toolkit [R]. MEASURE Evaluation, 2013.

④ Javalgi R, Joseph W B, Gombeski W J, et al. How physicians make referrals [J]. J Health Care Mark, 1993, 13 (02): 6 - 17.

医疗服务费用占国民生产总值的比例较低（约7.8%—8.6%）[①]。

英国是实行社区医生制度较早且较为典型的国家之一。政府于1992年对国家卫生服务体系进行全面改革，进一步明确社区医生的医疗服务职责，由国家医疗保险制度强制规定分级转诊，除了急诊外一般转诊均需经过严格的审查，以避免提供患者不必需的专科医疗服务。每一位居民都需就近选择一个全科医生登记注册，以建立稳定的医疗服务供需关系。此项制度切实控制了英国医疗支出的上涨，全科医生上转至专科医生的转诊率仅为5%，且居民满意度也维持在一个较高水平[②]。同时，英国在实现分级医疗过程中还实施了包括基层医疗服务区域化、将部分二级医疗服务的内容融入基层医疗服务范畴、加强全时间的急诊服务和检验设备配置、优化预约就诊时间管理以及改善患者获取二级或三级医疗服务的可及性等措施[③]。

德国在医疗分级体系构建中，实行门诊和住院"双轨制"；拥有严格的医疗质量管理制度，规范医师行为；通过对基层诊所开业医师的继续教育，提升基层门诊服务水平；并且充分发挥"第三方付费"主导作用，规范和约束医疗机构功能，形成"上下分明"的医疗体系和就医秩序[④]。

澳大利亚的卫生服务供给体系主要由医院与社区两大部分组成。医院与社区间分工明确，医疗与预防保健服务分割，医院不提供普通的门诊服务，普通患者接受专科服务必须通过全科医生的转诊；另外，澳大利亚对医院实行总额预算制，通过第三方付费，鼓励患者转回社区，并设计较低的部分负担以增加基层医疗服务的可及性[⑤]。

---

① Forrest C B. Primary care gatekeeping and referrals: effective filter or failed experiment? [J]. BMJ: British Medical Journal, 2003, 326 (7391): 692.

② Dixon A, Mossialos E. Health care systems in eight countries: trends and challenges [M]. London School of Economics and Political Science, 2002.

③ 邹晓旭．基于社会分工论的我国分级医疗服务体系构建及其策略研究［D］．武汉：华中科技大学，2014.

④ 魏鹏．德国分级医疗体系管窥［J］．中国医疗保险，2011（09）：70.

⑤ 邹晓旭．基于社会分工论的我国分级医疗服务体系构建及其策略研究［D］．武汉：华中科技大学，2014.

在美国，由于相对市场化程度较高，专科医生服务资源充足，存在医疗费用高昂等问题。为了有效管理医疗费用等问题，逐步加强对家庭医师制度的重视，患者需由家庭医生进行筛选和分流[①]；并且通过健康保险影响患者的合理就医与流动，控制不合理医疗消费。美国实行的是私立型商业保险模式，医保公司可以通过精算、谈判、医务政策管理等各种手段控制和节约医疗支出。此外，其卫生部通过组织制定相关临床指标体系，明确界定各类疾病的住院周期[②]，住院天数达到一定阶段或已进入康复期的患者必须移交回社区或家庭接受基层医疗服务，以实现有效的分级医疗。

2. 整合医疗

西方国家医疗资源整合的实践和理论研究起步较早，对医疗整合方式形成了不同的分类。

从整合的方向来看，整合可以分为横向整合和纵向整合。横向整合（Horizontal Integration）主要强调了同类型医疗机构之间的整合，通过合作或者协议等方式实现规模经济。纵向整合（Vertical Integration）主要是指不同类型和功能的医疗机构之间的整合，它强调了各种功能之间的协调与相互配合、补充，为患者提供连续性的卫生服务。从20世纪70年代开始，医疗资源的横向整合就已经萌芽于一些国家。随着时代的发展，90年代起，纵向整合开始成为主要的整合趋势，这个趋势与分级医疗的发展相结合。构建医联体作为实现医疗资源整合的一种方式被提出，医联体是指由不同类型、不同级别的医疗机构组成的医疗共同体，在这个共同体内实现人、财、物、信息和技术等医疗资源的整合。Alain 等认为医疗集团或区域内医联体开展分工协作，不同级别的医疗机构为患者提供

---

① Bachman K H, K Freeborn D. HMO physicians' use of referrals [J]. Social science & medicine, 1999, 48 (04): 547 -557.

② Loubeau P R, Jantzen R. The effect of managed care on hospital marketing orientation [J]. J Healthc Manag, 1998, 43 (03): 229 -239, 40 -41.

有层次的、安全的、连续的、系统性的医疗服务[①]。

从整合的程度来看，可以分为连接、协作以及合作。Kodner 和 Spreeuwenberg 对整合的定义是包括医疗和保健在内的不同类型的卫生机构之间的连接、协作以及合作的关系，其中连接主要是指机构间的转诊，协作还包括患者信息共享等，合作则是指建立了紧密型的实体机构；整合的内容包括筹资、管理、组织机构、服务和临床医疗等[②]，不止局限于医疗机构之间。

从整合的核心来看，Federico 把整合分为 G 型和 P 型，G（Geography）型是指以地理区域为核心的整合，即整合一定区域内的医疗卫生机构；而 P（Product）型是指以医疗服务产品为核心的整合，比如围绕特定疾病或特殊人群等，整合不同的医疗卫生机构[③]。例如在有关欧洲卫生系统的文献中，整合主要是在慢性病管理的背景下提出的。具有代表性的是一种“慢性病护理模式”，包括形成多学科团队、实施联合循证指南、共享临床信息[④]，该模式提出了一个“整合框架”，描述了对慢性疾病患者三个层次不同需求的整合[⑤]。

不同国家、地区由于卫生体制环境和背景不一样，整合形式也多种多样。

美国医疗资源的整合主要分为两个方面：一个是医疗卫生系统与其他系统之间的整合，比如医保支付方等，即外部整合；另一个是医疗卫生系统内部各机构、各部门之间的整合，也被称为内部整合。美国在 20 世纪 80 年代提出了“管理型卫生保健”，在 20 世纪 90

---

① Alain E, Laura T. Competition in health care: it takes systems to pursue quality and efficiency [J]. Health Affair, 2005 (04): 420 - 433.

② Konder D, Spreeuwenberg C. Integrated care: meaning logic, applications, and implications: a discussion paper [J]. Healthcare Quarterly, 2009, 13 (10): 16 - 23.

③ Federico L. Organization design for health integrated delivery system: theory and practice [J]. Health Policy, 2007, 81 (23): 258 - 279.

④ Nolte E, McKee M. Caring for people with chronic conditions - A health system perspective [M]. Open University Press, 2008.

⑤ Leutz W. Five laws for integrating medical and social services: lessons from the United States and the United Kingdom [J]. Milbank Quartely, 1999 (77): 77 - 110.

年代提出了“整合型卫生服务系统”（Integrated Delivery Systems，IDSs）。管理型卫生保健的典型代表是健康维护组织（Health Maintenance Organization，HMO），它实行家庭医生首诊制度，如必须转诊，则需要家庭医生开具转诊单，方可接受专科医生的治疗。内部整合的代表包括“医疗责任组织”（Accountable Care Organization，ACO）与“以患者为中心的医疗之家”（The Patient - centered Medical Home，PCMH）等。ACO 是由医生、医院和其他医疗机构组成，旨在提高医疗资源使用效率，控制成本，提高组织中成员的健康水平①。

英国实行的是全民医疗保障制度（National Health Service，NHS），政府以收购、兼并或托管的形式对全国超过 90% 的医疗卫生机构进行整合，通过税收筹集资金为全民提供免费医疗服务。20 世纪 80 年代，为解决高福利带来的卫生系统问题，时任首相撒切尔夫人对 NHS 进行了改革，即将更多的私人部门和市场力量引入卫生系统。这些改革取得了一定的成效，但是分散化的服务和无序的竞争等问题也随之而来。20 世纪 90 年代，布莱尔政府推出了新的 NHS，按层级化和网格化思路，对 NHS 进行基于“合作和协调”理念的医疗机构和服务的整合，将全国划分为 151 个社区和十大医疗卫生服务战略区②，按区域组建大规模的医院托拉斯联盟③。一方面是公立医院内部加强合作，开展转诊服务；另一方面，加强公立医院与其他诸如社区卫生服务、家庭保健等机构的合作④。英国的初级保健集团以区域为基础，以全科医师为主要力量，可以为大约 10 万患者提供初级保健、咨询以及为患者联系专科医生等服务。

---

① Klein M A. The integrated patient - centered medical home：tools for transforming our healthcare delivery system [J]. American Health and Benefits，2009，2 (03)：128 - 129.

② 杨燕绥，胡乃军，赵欣彤. 以城乡居民医保整合为起点构建综合治理机制 [J]. 中国医疗保险，2016 (04)：11 - 14.

③ 陈文贤，高谨，毛萌. 从一个英国医院集团的运营现状看医院集团的发展趋势 [J]. 中华医院管理杂志，2002，18 (09)：574 - 576.

④ Wilkin D，Gillam S，Smith K. Primary care groups：taking organizational change in the new NHS [J]. BMJ Clinical Research，2011 (322)：1464 - 1467.

德国卫生系统同样存在着分散化和碎片化的问题，这样的卫生系统适合应对急性患者或单一的疾病，但对于日趋老龄化的社会所带来的慢性病和复杂疾病来说却并不适合。初级保健提供者并未扮演好“守门人”的角色，患者仍可以在无序的卫生系统内自由地流动。从 2000 年开始，德国联邦议院通过了一系列旨在改善医疗卫生服务协调性的法案，其中一项提出了整合型初级保健（Integrated Primary Care），通过垂直方向不同机构和部门的合作以及水平方向不同专科之间的合作，建立起以患者为中心的长期护理机制，尤其针对老人、慢性病患者以及患有复杂疾病的人群，提高服务的连续性和协调性[①]。另一项整合是 2004 年开始实施的医疗中心（Medical care centers）计划，也叫作“多学科诊所”，它是由专科医生和全科医生组成，法律要求只提供初级保健的门诊服务。目前，医疗中心的所有权和管理权是多样化的，可以由医院或医疗集团举办，也允许药品企业或非医疗组织加入。

加拿大实行全民免费医疗保障制度，政府财政压力巨大，医疗资源短缺并且利用效率低下。20 世纪 70 年代，加拿大开始启动以降低医疗系统成本，强化医疗机构协调性等为目标的医疗资源整合。整合内容主要包括对基层医疗资源和全国卫生保健资源整合、加强医疗安全监督和控制、构建“两级出资，省级管理”的筹资体系、强化医疗保险政策的立法[②]。通过对服务、资源、体系三个层面的整合，医患双方的满意度均得到了提高，医疗机构之间的沟通合作得到了加强，医疗服务效率也得到明显的提高[③]。

新加坡于 20 世纪 80 年代颁布了《国家健康计划蓝皮书》，重

---

① Schlette S, Lisac M, Blum K. Special services: integrated primary health care: integrated primary care in Germany: the road ahead [J]. Internatioanl Journal of Integrated Care, 2009, 9 (02): 1 -11.

② 杜娟，李蔓，路孝琴，等. 加拿大基层医疗改革及启示［J］. 中国卫生事业管理，2010（08）：572 -573.

③ Oelke N D, Cunning L, Andrews K, et al. Organizing care across the continuum: primary care, specialty services, acute and long - term care [J]. Healthc are Quarterly, 2009, 13 Spec No: 75 -79.

点针对医疗卫生资源进行整合，对医院进行重组和公司化改造，在保障公益的同时，促进机构间良性竞争。政府在全国范围组建了国立健保服务集团和新加坡保健服务集团两大集团，避免一家独大，并倡导民营医疗共同参与，较为典型的案例是亚历山大私人有限公司与新加坡国立大学保健集团之间的合作①。

（二） 中国探索：分级诊疗＋鼓励社会办医＋医康养结合

长期以来，由于我国优质医疗资源配置过度集中于城市公立医院，特别是省、市三级大医院，患者资源也相应地集中于城市大医院，造成公立大医院人满为患、一号难求、候诊时间长而问诊时间短等“看病难”问题。同时，因为公立大医院对优质医疗卫生资源特别是优质人力资源的虹吸作用，削弱了基层医疗卫生机构（社区卫生服务中心、乡镇卫生院、村卫生室、站）和社会办医疗机构的服务能力，导致公共医疗卫生服务能力与民众健康需求之间的缺口越来越大，“看病”成本和医保压力也在不断增加。我国公立医疗卫生服务体系呈现“倒金字塔”结构，且无论城市还是农村都存在三级医疗卫生服务链断裂的现象。社会办医则长期游离在公立医疗服务体系之外，大机构集聚于城市高端消费医疗领域，小机构低水平边缘发展，难以加入医保网络惠及更多的基层患者。

为满足城乡居民多样化、多层次医疗服务需求，新医改在推动以“强基层”为重心的公立医疗机构改革的同时，严格控制公立医院规模，放宽社会办医市场准入，鼓励公立医疗机构与社会办医开展多种方式的合作。

1. 公立医疗体系内的纵向整合

上文提到，20 世纪末以来，医疗机构间的纵向整合和分级诊疗制度建设成为全球各国医疗卫生服务系统改革的主流趋势。同时

① 董建新．县域医共体建设的现状与对策研究——以浙江省德清县为例［D］．温州：温州医科大学，2021.

期，我国也开始探索医疗资源整合，多地逐步展开医联体建设模式的探索实践。我国最早的医联体是哈尔滨医科大学第一医院医疗联合体，产生于1985年，主要目的在于打破地区以及行政关系的壁垒。我国初期的医疗整合实践模式与美国20世纪90年代的横纵向整合模式较为相似，在一定程度上能实现医疗资源共享，但总体整合程度不高。学界较早研究医疗资源整合的是1992年马永祥教授关于区域内医疗资源综合利用的探讨①。葛忠良等2005年总结出我国不同的医疗资源整合的模式，包括：医院集团化模式、医院—社区双向转诊模式、乡村两级医疗资源一体化模式、援助合作医疗模式、重组模式等②。

我国台湾地区2005年的民调显示，85%的民众赞成“小病到小医院看，大病到大医院看”，当地政府通过调高大医院的门诊负担以期实现分级医疗，但成效甚微；于是改为通过鼓励大医院与基层医疗院所垂直同盟的模式，与基层医疗院所评鉴制度相结合，以提升民众对基层医疗质量的信任，分流患者，从而构建分级医疗。基于分级医疗理念，台湾地区于2008年开始实行家庭医师制度，提供包括预防保健、疾病治疗及后续的追踪康复服务等③。台湾地区医疗机构分为基层医疗单位、地区医院、区域医院及医疗中心，各级医疗机构的功能定位及服务提供都有明确界限，同时全民健保制度设定不同的报销水平，患者根据自身疾病需求和经济可负担性进行就医选择，医院或诊所医生也会鉴于医保的总额控制进行转诊选择。

2009年“新医改”启动，《中共中央 国务院关于深化医药卫生体制改革的意见》中指出，通过“引导一般诊疗下沉到基层，逐

---

① 马永祥．试论区域卫生资源的综合利用［J］．中国农村卫生事业管理，1992，12（10）：9－10.

② 葛忠良，缪凡，何寒青，等．医疗资源整合模式的研究［J］．浙江预防医学，2005，17（10）：66－68.

③ （中国台湾）“中央”健康保险局．全民健康保险家庭医师整合性照护计划［Z］．2008.

步实现社区首诊、分级医疗和双向转诊”。2010年2月，《关于公立医院改革试点的指导意见》指出，要“建立公立医院与基层医疗卫生机构分工协作机制，实行分级诊疗、双向转诊，重点加强县级医院能力建设，实行城乡医院对口支援”。2015年9月《国务院办公厅关于推进分级诊疗制度建设的指导意见》发布，2016年推进分级诊疗试点工作，提出：进一步提升基层服务能力；推进家庭医生签约服务；探索组建医疗联合体；科学实施急慢分治；加快推进医疗卫生信息化建设，促进区域医疗资源共享。

由推进路径上看，中国的城乡医疗资源整合更侧重于公立医疗服务体系内部的纵向整合，旨在构建分级诊疗制度。国家卫健委主任马晓伟曾表示：“分级诊疗制度实现之日，就是中国医疗体制改革成功之时。”医联体建设是分级诊疗制度落地的重要路径，地方探索从城市医联体建设起步，逐步向乡村下沉优质医疗资源。较早的地方探索是2009年由镇江第一、二、四人民医院牵头，与区域内二级医疗机构、卫生院等组成紧密型医联体，实行理事会领导下的院长责任制，院长对理事会负责，有医院的经营管理和人事管理权，优质资源向社区延伸，医院专家定期到社区坐诊，医院和社区实行双向转诊，目标是引导患者“小病在社区、大病到医院、大病康复进社区”。2011年，上海市成立了多个医联体，促使医联体进入大众视野。北京自2013年至2016年对医联体模式进行了全面探索。浙江于2013年启动“双下沉、两提升”医疗改革，引导城市三甲医院与县级医院合作办医，同时推进县级医疗资源规范化下沉乡镇卫生院（社区卫生服务中心），形成了医疗资源依次梯度下沉的格局。

在总结了北京、上海、浙江等地的实践经验后，2017年初，国家卫生计生委（现国家卫生健康委）发布《关于开展医疗联合体建设试点工作的指导意见》，要求“全国各地区根据本区域内医疗资源的结构与布局，满足人民群众对医疗服务的需求，充分考虑当地卫生医疗机构的资源分布、功能定位、技术优势、合作意向和自身实力等要素，以就近原则组建不同区域、不同层次医疗机构的医疗联合体”[①]。国务院总理李克强作政府工作报告时指出，“全面启动多种形式的医疗联合体建设试点，三级公立医院要全部参与并发挥引领作用”，从国家政策层面提出了建设医联体的安排。《国务院办公厅关于推进医疗联合体建设和发展的指导意见》（简称《意见》）也随之出台，《意见》提出，“逐步破除行政区划、财政投入、医保支付、人事管理等方面的壁垒和障碍，优化资源结构布局，结合医保支付方式等改革的推进，逐步建立完善医疗机构间分工协作机制”及“利用三级公立医院优质资源集中的优势，通过技术帮扶、人才培养等手段，发挥对基层的技术辐射和带动作用”[②]。《意见》还要求“到2020年，医联体建设全面推开，所有二级公立医院和政府办基层医疗卫生机构全部参与医联体”。

2020年7月，国家卫生健康委与国家中医药管理局联合印发《医疗联合体管理办法（试行）》（国卫医发〔2020〕13号），旨在加快推进医联体建设，逐步实现医联体网格化布局管理。目前，我国主要形成了以下四种医联体模式：

（1）城市医联体模式：一般由当地政府部门牵头组建，公立三级医院或综合实力较强的医院作为核心医院，联合若干城市二级医院、康复医院、护理院以及社区卫生服务中心，构建“1+X”医联体，纵向整合医疗资源。有条件的地区推行医联体内人、财、物统一管理模式，医联体内共享人才资源、技术资源和硬件设备，成员单位的检查结果互相认可、处方可以在医联体内流动，促使医联体成为目标一致的共同体，构成系统的、连续的医疗服务体系。不具备条件的，可在医联体内以对口帮扶、技术支持为纽带形成松散型合作，引导优质医疗资源下沉，提升基层医疗服务能力。

---

① 国家卫生和计划生育委员会．国家卫生计生委关于开展医疗联合体建设试点工作的指导意见［Z］．中华人民共和国国家卫生和计划生育委员会公报，2016（12）：47-50.

② 国家卫生和计划生育委员会．国务院办公厅关于推进医疗联合体建设和发展的指导意见［Z］．中华人民共和国国务院公报，2017（13）：14-18.

（2）县域医共体模式：该模式“起源于安徽，拓展于山西，升级于浙江”[①]。县域医共体探索以“县医院为龙头，乡镇卫生院为枢纽，村卫生室为基础”的县乡一体化管理，并与乡村一体化有效衔接，充分发挥县医院的城乡纽带作用和县域龙头作用，形成县乡村医疗卫生机构分工协作机制，构建县乡村三级联动的县域医疗服务体系。目前，县域医共体已经进入强力推进阶段，使基层医疗卫生体制改革的重点从“强县级”提升为“强县域”[②]。

（3）专科联盟：联盟中各个成员单位的行政关系、隶属关系和人员、编制等机制和体制不变，以成员单位的特色专科为纽带，用专科协作的方式提升医疗效率，成员可跨区域进行合作。这种模式以北京市儿童医院儿科联盟为代表，充分发挥医学中心、临床医学研究中心及其协同网络的作用，形成补位发展模式。牵头的专科联盟机构在区域内的技术水平处于领先地位。此模式常见于三级医院和二级医院之间的合作，与一级医疗机构合作较少，主要涉及妇产科和儿科等专科疑难疾病的治疗，一般不解决社区慢性病的救治。

（4）远程医疗协作网：指公立医院利用自身的技术优势，通过信息网络手段向艰苦边远地区和基层医疗机构进行在线会诊、教学、培训，是医联体纵向合作的模式，可以促进优势资源下沉，提高医疗效率。此模式一般不适用于日常诊疗和大规模医疗服务[③]。

现有医联体模式按照整合程度，可以分为松散型医联体、半紧密型医联体、紧密型医联体。松散型医联体，即连接型的医疗机构分工协作方式，是医疗机构之间无行政管理权、人事调配权和经济分配权，以技术的共享共建为主要合作模式；半紧密型医联体即医疗机构间的协作网络，介于紧密型和松散型之间，特点为医联体成员单位的部分权力，如人事任命权交由牵头医院管理，但成员单位

---

① 国家卫健委体改司司长梁万年2019年6月在浙江德清举办的县域医共体建设座谈会上的讲话。

② 郁建兴，涂怡欣，吴超．探索整合型医疗卫生服务体系的中国方案——基于安徽、山西与浙江县域医共体的调查［J］．治理研究，2020，36（01）：12.

③ 国务院新闻办公室．医联体建设形成4种成熟模式［Z］．2017.

机构属性、资产属性和财政投入标准不变，医联体内建立共同病区和诊疗平台，一些有社会办医参与的医联体呈现出半紧密型特征；紧密型医联体为完全整合的模式，通常是以一家三级或二级医院为中心医院，人事编制和财务预算、决算等行政事务由中心医院统一管理，公立医疗体系内的县域医共体建设就是以形成服务、责任、利益、管理统一的紧密型医联体为目标。

2. 鼓励社会办医参与合作

国务院常务会议部署2014 年深化医改重点工作时强调将“有序放宽社会力量办医准入”。杭州率先在 2014 年发布的《关于进一步促进社会资本举办医疗机构发展的实施意见》中提出：“将审批权限下放至区县市卫生行政部门，只要符合规划，举办民营医疗机构不再受区域、距离等限制。”“鼓励社会资本在老年医疗、护理、康复、精神卫生等新增医疗领域，以及在新建城区、开发区、大型住宅区、中心镇等医疗资源配置相对薄弱区域举办民营医疗机构，方便群众就医，提供多样化的医疗服务。”社会办医作为我国公共健康服务的重要补充的定位越发清晰，政策环境也越发宽松。2015 年至今，社会办医支持政策经历从鼓励发展（2015 年）到加快发展（2016 年）、全面发展（2018 年）再到细分领域深化发展（2019 年）等阶段。受政策利好，中国社会办医进入高速发展阶段。

从 2017 年起，在全科医生培养、家庭医生签约服务、医疗联合体建设和发展、县域医共体建设以及医养结合工作落实等政策文件中，中央和浙江均提出将社会办医疗机构纳入统筹规划，鼓励社会办医力量参与，并着重鼓励有实力的社会办医疗机构瞄准医学前沿，牵头组建医联体。2019 年 8 月，浙江发布的《关于支持社会办医疗机构参与县域医疗卫生服务共同体建设的若干意见》提出，允许社会办医疗机构作为牵头医院组建医共体，支持社会办医疗机构作为成员单位加入医共体，鼓励社会办医疗机构与医共体开展多种形式的合作，引导社会办医疗机构集团化、特色化发展，推进社会办医疗机构全面融入分级诊疗体系。这是全国首份将民营医院纳入医共体的地方性落实文件。这一系列政策回应了社会上出现的县域医共体建设导致基层病源被医共体截留、社会办医发展空间受挤压等质疑，填补了现有县域医共体和社会办医政策都没有系统涉及的政策薄弱环节。

3. 其他举措

为积极应对人口老龄化，中国提出了“医养结合”这一概念，强调在物理环境中对医疗资源和养老资源有效整合，促成医疗、养老两个领域在管理理念、服务能力和专业人才方面的深度融合。同时也是希望通过为老年人提供医养结合服务，让很多在医院住院的老年人主动离开大医院，减轻对医院病床的压力，节约医保资金。2021年6月国家卫生健康委发布《关于加快推进康复医疗工作发展的意见》，从顶层设计角度强调发展康复医学的重要性与紧迫性，推动医疗资源丰富地区的部分一级、二级医院向康复医院转型。在推进医联体建设、医养结合和康养结合的基础上，浙江率先提出了“康养联合体”建设，并于2020年底正式启动试点工作。2021年浙江提出要全域推进康养体系建设，到2025年建成1000个康养联合体，形成覆盖全省的康养服务网络。康养联合体建设以专业康复养老机构、大中型养老机构、居家养老服务中心为主体，同时鼓励社会办医疗机构、康复机构参与。

长三角一体化发展上升为国家战略以来，上海、江苏、浙江、安徽持续开展医疗、养老资源的跨区域整合。2019年9月，长三角地区41个城市实现医保“一卡通”，共享区域优质医疗资源。11月，四地发布“合肥备忘录”，共同把“养老服务合作”纳入各自的“十四五”民政事业发展规划，探索建立跨区域养老服务补贴制度。未来，在41市实现医保“一卡通”的基础上，长三角将继续深化医养结合服务区域合作发展中的异地结算、跨区补贴机制，实现医疗保险（门、急诊）异地结算、长期护理保险、养老服务补贴异地对接等。

二、县域层面的医疗卫生整合治理

新一轮医药卫生体制改革实施以来，我国加快建立健全全民医保体系，基层医疗卫生机构服务条件显著改善。但是，强基层始终是一项长期且艰巨的历史性任务。我国优质医疗资源总量不足、结构不合理、分布不均衡。相较于城镇，县域医疗卫生资源配置失衡现象更为严重，基层医疗卫生机构基础条件较差，医疗服务也存在明显的供给侧不足，服务模式亟待转型升级。部分地区的基层医疗卫生机构的空编率甚至在 30% 以上，职工人数不足 10 人，这极大地限制了县域医疗卫生的发展，难以吸引群众于基层就诊。在公共卫生方面，农村公共卫生基础设施建设与城镇相比也更加薄弱，医疗和公共卫生服务体系的衔接协同较弱，医疗机构之间也缺乏有效衔接沟通。同时，医疗卫生管理和医疗服务供给碎片化问题较为突出，主要体现在医疗机构分散经营，医疗机构内部设置不合理，医疗服务信息系统断裂，医疗服务信息难以共享，医务人员专业技能参差不齐、综合技能弱。而碎片化问题的本质是医疗卫生服务供给与健康需求之间存在着突出矛盾，为解决该问题并调整优化医疗资源的结构布局，中央在县域层面开展医联体建设显得尤为必要与重要。

以医联体的方式解决县域医疗服务供给碎片化的问题，集中体现在构建整合型、紧密型的医疗卫生服务体系。县域医共体正是我国在对紧密型医联体建设的探索中发展出来的一种形式。2016 年，安徽试点县级医院医联体建设，开始进入公众视野。2017 年 4 月，国务院《加强医疗联合体建设和发展指导意见》（国办发〔2017〕32 号）正式将县域医联体命名为医共体。同年，浙江启动县域医疗卫生服务共同体建设试点。2018 年，浙江在全省全面推进县域医共体建设。2019 年 5 月，国家卫健委与国家中医药局联合印发《关于推进紧密型县域医疗卫生共同体建设的通知》（国卫基层函〔2019〕121 号），明确指出了推进县域医共体建设的重要意义，要求通过紧密型医共体建设，进一步完善县域医疗卫生服务体系，提高县域卫生资源配置和使用效率，到 2020 年，在 500 个县（含县级市、市辖区）初步建成服务、责任、利益、管理的共同体，并部署了试点县遴选工作。同年 6 月，国务院办公厅发布《深化医药卫生体制改革 2019 年重点工作任务》，提出将统筹县域综合医改，并重点推进县域医共体建设。2020 年 8 月，国家卫生健康委办公厅、国家医保局办公室和国家中医药局办公室共同发布了《关于印发紧密型县域医疗卫生共同体建设评判标准和监测指标体系（试行）的通知》，强调要聚焦县域医共体建设重点领域和关键环节。国内关于县域医共体建设案例研究主要集中在安徽和浙江两个省份。安徽省卫健委主任陶仪声将安徽的医共体建设经验总结为“两包三单六贯通”，即：将医保基金和公共卫生两项经费进行总额打包预付；制定政府办医职责清单，医共体内部运行管理清单，医共体外部治理监管清单三张权责清单；针对专家资源、医疗技术、药品保障、补偿政策、双向转诊和公卫服务六个关键环节进行上下贯通①。浙江省卫健委主任张平则将浙江的医共体建设经验概括为医共体内机构设置、医疗资源调配和人员招聘使用“三个统一”，财政管理、信息共享和医保支付“三个统筹”，分级诊疗、公共卫生和签约服务“三个强化”②。郁建兴等人针对安徽、山西与浙江三省县域医共体建设经验进行综合调查发现，各地县域医共体改革的方案大同小异，主要集中于医共体法人构成与法人治理、人事编制与薪酬、财政补偿、医保支付、价格体制与药品集中招标采购等五大制度领域③。

---

① 梁万年，陶仪声等．国家卫生健康委员会 2019 年 6 月 26 日例行新闻发布会文字实录［DB/OL］．2019－06－26.

② 张平．县域医共体建设的浙江承载［J］．卫生经济研究，2018（12）：3－6.

③ 郁建兴，涂怡欣，吴超．探索整合型医疗卫生服务体系的中国方案——基于安徽、山西与浙江县域医共体的调查［J］．治理研究，2020，36（01）：5－15＋2.

我国县域医共体改革的探索时间不长，但推行力度较大，发展迅速。各地的县域医共体实践类型较多，但总体上处于医疗资源整合阶段，并未深入到医疗服务体系整合阶段。当前医共体建设普遍存在紧密度、协同性和利益相容性欠佳的困境①，内生动力较弱。在现有治理模式下，当前县域医共体建设的行政干预过强，政府包办现象严重，但同时存在配套政策和协调机制缺乏，监管制度不完善，以及宣传不到位，社会知晓度低等诸多问题。政府治理的碎片化，各部门和主体之间的目标不一致、沟通不畅、权责不明、参与度不高等因素也是阻碍县域医共体进一步发展的重要原因②。在体系建设上，县域医共体结构尚不成熟，存在内部机构地位不平等、资源分配不均、信息交换不畅、利益不一致、医生资源不足、服务能力不高等问题③。此外，也有声音认为县域医共体建设加强了县域公立医疗机构的“抱团取暖”，形成了区域医疗服务市场的“医疗寡头”，进一步加剧了民营医疗的弱势地位，对县域内的社会办医产生了“挤出效应”，破坏了区域医疗服务的多样性。

虽然存在诸多不足，但县域医共体的提出与推进符合以人为本的整合型健康服务体系的发展方向，能够有效地解决县域层面的医疗卫生行政碎片化、医疗服务机构碎片化、医疗信息资源碎片化、医疗人才资源碎片化、医疗保障制度碎片化等碎片化问题。同时，县域医共体建设有助于实现县域卫生健康事业和县乡村一体化管理的有效衔接，提升县域社会治理能力。县域医疗卫生服务供给问题的改善能够缓解医疗卫生服务供给与健康需求之间的矛盾，方便基层群众就近看病就医，保障基层群众基本利益，加快缩小城乡差距的步伐，推进县域实现共同富裕。

---

① 王文婷．安徽省县域医疗服务共同体政策实施现况与对策研究［D］．合肥：安徽医科大学，2017.

② 孙弋涵，沈晓，徐一明．基于整体性治理理论的县域医共体建设研究——以湖北省为例［J］．卫生经济研究，2020，37（10）：24－26.

③ 易淑国．县域医疗联合体目前存在的主要问题与思考［J］．中国卫生产业，2018，15（35）：68－69＋72.

三、县域医共体建设的理论分析

（一）县域医共体建设的理论基础

1. 系统理论

系统理论又称结构功能理论，认为系统是指由若干要素以一定结构形式联结构成的具有某种功能的有机整体，强调系统、要素、结构、功能之间的关系。系统论创始人生物学家贝塔朗菲认为要素的相互协调链接构成了一个有序运转的整体，这样的整体功能大于它各部分功能的总和；同时反对那种认为单个要素性能好、整体性能就好的以局部说明整体的机械论观点①。

医疗卫生服务体系是一个系统，各级各类医疗机构、公共卫生保健机构、医疗管理部门和保障机构等均是该系统中的要素，医院管理制度、医疗保障制度、医疗服务供给模式等是这些要素协调链接的方式。系统功能的整体改善既需要完善各个要素，也需要协调各要素之间的关系，提高系统的运作效率。我国的医疗卫生服务体系存在“基层薄弱”“体系割裂”与“服务供给碎片化”共存的现象。以往医疗卫生系统的优化改革更多的是在专业领域做加法，即个体要素的完善，如医保全民覆盖、医疗机构重点科室建设、国家基本药物制度的建立等。一旦涉及组织协作的问题，如医保、医疗、医药“三医联动”，就难以突破体制之间的壁垒。医疗卫生系统的“体系割裂”深受行政碎片化的影响，条块分割的内部治理结构和依托行政等级形成的权力和资源配置格局，导致面向群众的公

① Jonas H. General system theory; a new approach to unity of science. 4. Comment on general system theory [J]. Hum Biol, 1951, 23 (04): 328 –335. Bertalanffy L V. General system theory: Foundations, development, applications [M]. Braziller. New York, 1968.

共服务部门之间存在纵向的不平等和横向的不合作。纵向的不平等表现为城市公立医院的优质资源垄断和基层医疗机构的积弱，横向的不合作可从医院间、区域间检验结果互不认可中略见一斑。

完善我国医疗卫生服务体系不仅需要通过公立医院改革和鼓励社会办医等举措提升要素的性能，更亟待要素间链接方式的优化。我国正在推进的分级诊疗制度建设就是在重构各级各类医疗卫生机构间的资源分配方式和分工关系。分级诊疗旨在通过建立科学合理的分工和链接方式，即“基层首诊、双向转诊、急慢分治、上下联动”，盘活存量医疗卫生资源，实现患者合理分流，构建布局合理、层级优化、功能完善、协同联动的城乡医疗卫生服务体系。县域医共体建设是实现城乡分级诊疗的重要抓手，探索建设以县级医院为龙头、乡镇卫生院为枢纽、村卫生室为基础的县乡村医疗卫生一体化治理体系。

2. 协同理论

协同理论，也叫协和理论，是由德国物理学家赫尔曼·哈肯（Hermann Haken，1927—）在20世纪70年代提出的著名理论。协同理论是建立在多个学科研究基础之上的，认为一个系统能否发挥正面的协同效应，某种程度上取决于系统内部各个子系统之间的协同关系，如果能够实现互利共生，就有可能产生协调配合的协同效应；相反，如果出现摩擦冲突，就可能产生内耗混乱的协同效应[①]。

协同效应具有可预测、可适用的特点，在县域医共体建设中具有很好的理论指导价值，能够在一定程度上实现“趋利避害”，指导县域医共体建设产生正面的协同效应，减少内耗。如果把县域医共体看作是一个系统，医共体内各级、各类医疗主体看成各子系统，医共体能否产生正面的协同效应基于三个因素：一是医疗机构之间能否在管理、科研、转诊等方面实现联合；二是县级公立医院、基层医疗机构和参与医共体的社会办医疗机构间的摩擦、内耗

① 潘开灵，白列湖．管理协同理论及其应用研究［M］．北京：经济管理出版社，2006.

能否减少，各成员能否共同获得市场收益；三是规模经济和范围经济能否使各医共体成员的运营成本降低。同时，为了避免县域医共体产生负面的协同效应，需要尽可能减少各子系统之间的负面协同关系①。

放到社会治理的框架中，还需要考量其他社会主体与医共体之间的正负面协同关系。除医疗机构外，县域医共体建设还涉及其他利益相关者，包括地方政府、医疗保障管理部门、未参与医共体的社会办医疗机构、患者群体等。为实现有效的县域医疗卫生治理，需要通过树立激励相容的理念，激发各个利益相关者的积极性，并完善制度建设降低交易成本和外部成本。

3. 治理理论

治理理论是在近四十年来逐渐发展壮大起来的，其流行在很大程度上是由于公共问题的瞬息万变超出了公共部门进行结构调整和能力增强的速度。面对全球化、复杂化的公共问题，单一的行动主体显然已经无法应对，政府频频失灵，只有市场、社会与政府多元主体联合起来，实现合作，复杂问题才能得以解决。1995 年，联合国下设的“全球治理委员会”发表研究报告《我们的全球伙伴关系》，明确提出治理新内涵：治理是个人和机构、公共部门与私人部门管理其共同事务的所有方式的总和。它是一个容纳冲突和利益分歧、采取合作行动的持续过程。

贝弗尔认为治理的特点是更少强调科层制的等级体系而更加强调市场和社群网络，具有：①混合性，它把科层制的行政安排同市场和社会的特征结合起来，这意味着相互之间主体责任界限的模糊，不再依据某一个组织和某一个集体来解决问题。强调各方的共同责任，不再强调完全固定的责任界限。②跨域性，治理往往是多辖区甚至是跨国的，把不同政策部门和不同层级政府机构联合起来。③多元性，治理理论仍然强调政府作为公共权力的持有者的重

① 黄佳培．江苏省县域医共体建设及趋势走向研究［D］．苏州：苏州大学，2018.

要性，但它并不认为政府在社会的治理中占据主要地位，也不再是治理的核心，这意味着参与主体更为多元。④网络化，治理活动愈加混合、多辖区和多元，把这些治理安排、不同层面的治理和多元的利益相关者连成了网络[①]。

随着科学技术的进步与公众医疗需求的多层次发展，传统的公立医疗体系和政府主导的医疗卫生事业管理模式已经不能满足人们的就医需求。医疗健康治理需要政府、医疗机构、医药企业、家庭和个人的共同参与，需要打破区域内医疗卫生机构行政层级分割，需要构建医疗机构扁平化网络组织结构。县域医共体建设呈现出鲜明的治理特征，例如坚持政府办医主体责任不变，但通过政事分开、管办分开，将管人、管钱、管事等经营管理权限授予医共体，实现了医共体内部法人治理模式的创新。同时鼓励社会办医疗机构参与医共体建设，鼓励社会办医疗机构与医共体开展多种形式合作，鼓励社会办医疗机构与医共体形成竞合机制和伙伴关系。

（二）县域医共体建设中的利益相关集团分析

根据利益相关者理论，利益相关者（Stakeholder）是指某些能够改变政策目标、影响政策目标实现的机构、团体以及个体；或者受到政策目标实现过程影响的所有组织、团体和个体[②]。我国通过重构医疗卫生服务体系，打造分级诊疗格局的方式，实现医疗卫生领域治理模式的转型，必然会触动甚至冲击相关利益集团，引发其一系列正向或负向反馈。因此，有必要对转型过程中相关利益集团的立场、诉求和重要程度进行分析，评估其对治理转型效能的影响。鉴于我国城乡二元差异较大，在医疗服务体系构造上略有不

① Bevir M, The SAGE Handbook of Governance [M]. London: SAGE Publications Ltd, 2010.

② Freeman R E. Strategic management: a stakeholder approach [G]. Melbourne: Pitman Publishing Inc, 1984.

同，本书以县域为单位选择相关主体进行分析。

1. 县级政府行政部门

主要指医疗卫生主管部门，即县卫健局，也可包括医疗市场监管部门，如县市场监管局（药监局）等。我国坚持政府办医主体责任，卫健部门承担本区域卫生健康资源配置职能，各级公立医疗机构政府投入也列支在同级卫健部门预算中，这使政府可以直接行政干预医疗机构的运营管理。县域医共体建设虽不改变成员单位的资产属性和现行财政投入渠道及标准，但遵循“政事分开、管办分开”原则，采用总医院制度，由总医院对成员单位进行统一的财务、人力和医疗管理。通过所有权和经营权相分离，厘清了政府与医疗机构之间的责任关系。卫生健康行政部门改为行业监管，政府部门职能发生转变，在一定程度上可以降低政府规制成本，提高政府规制效率；但职权丧失也可能是改革阻力的来源。县域医共体和分级诊疗制度建设的其他利好还包括：分级医疗制度建设，要建立在基层医疗机构服务能力和质量提高的基础上，需要政府调整财政投入的结构，加大对基层卫生的投入，这使县级政府有机会获得更多的转移支付；能够使县域医疗卫生资源得到合理利用，提高医疗服务效率和民众的就医满意度；能够提高县域就诊率，减轻患者的医疗负担和医保的资金支付压力。利空因素则包括：县级政府财力不足，难以充分保障公立医院基本建设和设备的购置、重点学科发展、人才培养和政策性亏损补贴等投入；医疗卫生资源的合理布局和价格机制等改革需要相关部门发挥好决策、落地、监督和协调作用，县级政府通常不具备足够的治理权限和能力。总体而言，县级政府行政部门对县域医共体建设和分级医疗制度建设持支持立场，并且承担了主导作用。

2. 县级医疗保障部门

作为构建分级医疗制度的主要“推手”，医保管理部门通过对医疗保障目录、医保支付比例、医药服务收费标准等医保政策不断优化和调整，确保医疗保障资金合理使用、安全可控。例如在县域医共体建设中，可以通过逐步扩大参保人员在社区医疗机构、县级公立医院、县外医院之间的就诊报销比例差距，严格控制向上级医院转诊的行为，引导患者合理就医，实现“小病不出村，常见病、多发病不出乡，大病不出县”，缓解基层医疗机构“门可罗雀”的资源浪费问题；还可以通过支付方式改革，规范医疗机构的医疗行为，解决各地价格不平衡及上下级医院间价格倒挂等问题，促使各级医疗机构的服务内容与服务职责对等，提高医疗机构的管理运营效率。医保部门支持医疗卫生领域治理模式转型的核心动力来自不断增大的医保筹资和支付压力，如不改革现行的医疗卫生服务体系将难以为继。

3. 县级公立医院

主要包括县域医疗服务体系中的县级公立综合医院、妇保医院和中医院。县级医院代表了县域医疗服务水平的上限。在县域范围内，县级公立医院能够向居民提供较高层次（基层医疗机构无法提供）的医疗服务，资源能力（包括人才、技术、信息）较强。但与省、市三甲医院相比，县级医院普遍医疗服务能力不够强，尤其是对危、急、重症患者的有效救治能力不足，导致患者县外就医。在分级医疗双向转诊体系建立中，县级医院的核心诉求是减少患者流失，有效控制医保总额。实现路径是通过充分利用城市医联体下沉优质医疗资源，发展医院重点学科，增大服务能力和辐射能力；加快推进医院信息化建设，通过远程医疗网络在第一时间得到上级协作医院的医疗技术支持，使县域内患者不出县就能得到上级协作医院专家的优质诊疗服务。同时，在县域医共体内部，完善双向转诊体系，对于进入康复期的患者进行及时下转，增加县级医院的床位周转率；精准下沉优质医疗技术和管理人才，扭转基层医疗机构尤其是辖村卫生室医务人员缺乏的局面。作为县域医共体总医院的县级公立医院具有一定的自主管理权，也承担着医共体盈亏压力和医保控额压力，需避免受自身利益驱动成为县域医疗资源的“虹吸器”。

4. 基层医疗服务机构

主要指县域医疗服务体系中的乡镇卫生院/社区卫生服务中心、村卫生室。此类医疗机构主要为所在区域提供基本医疗卫生服务，服务范围较小，资源能力（包括人才、技术、信息）较弱。加入县域医共体后的利好在于：可以获得总医院的人力物力智力支持，提升基层医疗机构服务能力和服务质量；可以借助分级诊疗和医疗保险制度的引导作用，提高门诊患者就诊率，进而提升医疗机构的收益和医疗卫生人员的收入。在老龄化趋势越发严峻的背景下，中央和地方相关政策正在引导一级、二级医院向护理院、康复医院转型，鼓励乡镇卫生院和社区卫生服务中心设置康复医学科，增加提供老年护理、康复服务的床位。包揽公共卫生、医疗、保健、康复的基层医疗机构在分级医疗实现后，工作负担将进一步加大，基层卫生技术人员紧缺问题进一步加剧。

5. 社会办医疗机构

主要指县域内社会力量投资举办的综合医院、专科医院、门诊、康复中心等医疗机构。县域医共体建设的推进，属于行政力量推动下的公立医疗机构资源整合，会对社会办医产生“挤出效应”。目前各地的县域医共体建设已基本完成“圈地划片”，社会办医从县级公立医院手中“切蛋糕”的难度非常大。虽然有些地方明文鼓励社会办医参与县域医共体，但留给社会办医疗机构参与的空间较为狭窄，合作方式也更加松散，主要集中在管绿色通道、设备共享、技术协作等领域。一方面因为公立体制内的县域医疗共同体建设本身面临诸多困难，例如县级医院医生资源短缺、乡镇卫生院基础薄弱、县级医院缺乏经济驱动力等原因，县域医疗医共体接纳民营非营利医疗机构的余力和动力都不足。另一方面，现行政策体系下，社会办医与公立医疗体系在整合之路上还面临难以实现人员统一管理、财政资金统筹使用、医保转诊政策同等待遇等诸多“玻璃门”，无法形成紧密型县域医共体。但同时，社会办医疗机构也期待能与县域医共体保持长期的合作关系，这有助于建立互信，提升患者认可度。新冠肺炎疫情的暴发放大了一些地方基层公共卫生服务基础薄弱、人才短缺的问题，社会办医疗机构通过承接本地区的核酸检测、疫苗接种等工作，可以对县域公共卫生服务形成有效补充。与竞争激烈的医疗服务领域相比，社会办医在公共卫生服务领域参与县域医共体，能够获得公立医疗机构更大的包容空间。

6. 医务人员

指县域内公立或社会办医疗服务机构中提供服务的主体。医疗健康产业是人力密集型和技术密集型行业，城市大医院具有垄断性优势。优质人力资源短缺是长期制约县域医疗卫生服务水平和能力的短板。基层医疗机构普遍面临人才流失的问题，原因在于基层医疗机构各方面的待遇和发展机会都比大医院差。为了增强基层医疗卫生服务能力，县域医共体总医院会组织各类技能提升培训，甚至选派青年人才赴省市三甲医院锻炼。但是培训结束后，能否“留下人”更是难题。此外，尽管目前医疗服务价格有不同程度的上调，但还远不能体现医务人员的劳务价值，再加上医务人员整体配备不足，致其长期超负荷运转，不利于医务人员积极性发挥和技术水平的提高，造成医务人员对留住患者的积极性也不高。社会办医因在职称评定、学科培训上难以得到和公立医院同等的待遇，仅凭高薪也难以吸引和留住高层次医疗人才。总体而言，无论是体制内还是体制外的医务人员，对于县域医疗资源整合多持中立态度，关键在于县域医共体制度建设中的激励机制如何设计。

7. 患者

指县域内医疗卫生机构提供服务的对象。长期以来，群众对县内医疗机构的信任度不高，无论患病的严重程度，人们都习惯性地去大医院就医，导致县域就诊率不高，群众就医成本增加，医保资金支付压力较大。这种就医习惯非一朝一夕可以改变，需要不断加以引导。目前，城乡居民均可享受医疗保险制度的保障，在各级医疗机构间有自由转诊的权力。未来，可通过各级医疗机构医保报销比例差距、家庭医生分诊等“守门人”制度，使基本医疗服务的需求更多地在基层医疗机构得到满足，避免因到上级医院而损失的时间和经济成本。

第五章

浙江县域医共体建设中的社会治理创新

“郡县治，天下安”，县域是发展经济、保障民生、维护稳定的关键治理单元。在社会治理视角下，县域医共体建设不仅是县、乡镇、村三级公办医疗卫生机构之间资源分配和分工关系重构的制度创新，更是大卫生、大健康理念下县域社会治理的模式创新。它集中回答了：如何在城乡居民公平享有和共同受益的基础上推进医疗卫生治理体系创新？如何盘活医疗卫生事业中被行政等级和编制锁死的人财物等资源，破解医疗资源城乡分配不均的格局？如何推动公立医疗体系与社会办医的深入合作和有序竞争，促进医疗健康治理主体多元化和服务供给方式现代化？

2018 年，浙江省委省政府发布《关于全面推进县域医共体建设的意见》，旨在创新县域医疗服务供给方式和医疗健康治理方式，统筹城乡医疗卫生资源配置，推动医疗健康服务从以治疗为中心向以健康为中心转变。经过三年多的探索和实践，浙江县域医共体建设初见成效，其在县域医疗健康治理中形成的共建共治共享经验为县域社会治理创新提供了示范样本，集中体现在以下三个方面：①理念创新。理念体现价值，价值取向决定利益诉求。县域医共体各成员、医共体本身及其利益相关者们因组织属性不同，必然存在价值取向上的差异。理念创新旨在重塑价值，为原本立场不同的各方凝聚共识。②组织方式创新。组织方式描绘了县域医共体内的各要素是以何种结构连接起来的，以及促进各要素合作关系的协调机制和维持组织形态的保障机制。③技术和管理方法创新。恰当的治理工具选择既能优化政府、市场、社会等多元主体之间的资源共享和协同合作，也有助于推动县域医共体系统内的资源共享和要素联动。

一、浙江县域医共体的理念创新

创新不是无根之木，浙江县域医共体理念创新的根是以人民健康为中心。习近平总书记的卫生健康思想和社会治理思想为县域医共体建设的理念创新提供了思想基础，二者皆为习近平新时代中国特色社会主义思想的重要组成部分，前者是指导实施健康中国战略的行动纲领，后者为我国推进社会治理现代化提供了根本遵循。县域医共体的理念最早虽然不是由浙江提出，但浙江是全国最早在全省推进县域医共体建设的省份，率先在基层社会治理中探索“把健康融入所有政策，实现人民共建共享”。

（一）把人民健康融入城乡社会现代化

1. 思想基础：从卫生强省到健康中国

浙江是习近平“大卫生、大健康”思想的重要萌发地和实践地。早在2003年，习近平在浙江省抗击非典先进表彰大会上便已提出，“没有健康就没有小康；没有卫生现代化，就没有整个社会的现代化”，这一科学论断深刻揭示了人民健康与经济社会发展之间的辩证关系，精准标注了卫生健康工作在社会治理工作中的重要地位。之后，他在中共浙江省委十一届八次全会上，作出了加快推进“卫生强省”建设的战略决策，亲自部署了农民健康工程、公共卫生建设工程、健康促进工程、科教兴卫工程、强院工程和中医药攀登工程等“六大工程”。习近平同志针对农村、基层特别是山区、海岛等偏远地区资源相对匮乏，农民享受医疗卫生服务的可及性、公平性不高等问题，把农民健康工程列为浙江建设“卫生强省”的一号工程。针对城乡、区域发展不平衡，以及由此带来的对医疗卫生的制度公平、发展绩效和服务质量的影响，他以深邃的历史眼光和超前的战略思维，提出了“坚持统筹发展、卫生公平，面向农村和基层，优化卫生区域分布，合理配置卫生资源，完善卫生管理体制”“建立与浙江提前基本实现现代化相适应的、顺应城乡一体化趋势的现代医疗卫生服务体系”（2005年7月28日在省委十一届八次全会上的讲话）。“卫生强省”建设充分体现了以人民为中心的鲜明导向，为高水平建设“健康浙江”赢得了先机、奠定了基础，也为之后中央提出新时期卫生健康工作方针，作出“健康中国”等一系列重大战略决策积淀了理论基础、探索了实践路径。

党的十八大以来，以习近平同志为核心的党中央坚持把人民健康放在优先发展的战略位置。2017 年，党的十九大将国民健康上升到国家战略高度，部署实施健康中国战略。习近平总书记明确提出了“以基层为重点，以改革创新为动力，预防为主，中西医并重，把健康融入所有政策，实现人民共建共享”的新时期卫生与健康工作方针。为推动分级诊疗制度和健康中国建设，2017 年 4 月，国务院办公厅印发了《关于推动医疗联合体建设和发展的指导意见》（国办发〔2017〕32 号），明确要在县域组建医疗共同体，逐步实现区域内医疗资源共享，进一步提升基层服务能力，推动形成基层首诊、双向转诊、急慢分治、上下联动的分级诊疗模式。

2. 浙江创新：梯度下沉、山海协作

作为综合医改试点省，浙江积极争当深化医改排头兵，在全国率先全面启动公立医院综合改革、取消药品加成，率先建立了城乡统一的居民基本医疗和大病保险制度，率先建立了药品集中采购、医保支付标准和阳光监管新机制，率先形成了以公立医院为主体、智慧医疗和社会办医为“两翼”的医疗服务新格局。从 2003 年起，浙江坚持以人民为中心的发展思想，贯彻城乡卫生事业统筹发展理念，率先统筹推进集预防、保健、治疗、康复、健康教育和计划生育技术指导“六位一体”的城乡社区卫生服务体系建设，并以持续实施“六大工程”为载体，在系统总结“万名医师支援农村卫生”等经验的基础上，在 2013 年全面实施“双下沉、两提升”工程，通过省市三级医院的技术下沉和管理下沉，提升县级医院的医疗技术水平和管理水平，实现从城市医院强到县级医院强的发展，并推进县级医疗资源规范化下沉乡镇卫生院（社区卫生服务中心），形成医疗资源依次梯度下沉的格局。

作为“双下沉、两提升”工程的延续，浙江县域医共体建设于

2017年9月启动试点，并于一年后在省内全面推进。浙江县域医共体建设立足增强县域整体治理能力，着力构建县域医疗卫生服务新体系：①优化整合县乡医疗卫生机构，促进医疗卫生资源共享，使县域三级医疗网转变成为“一线直通、覆盖全面、服务连续”的整合型医疗卫生服务网，旨在改变几十年来的传统县域医疗卫生服务体系。②以“放管服”改革为核心，探索县域医疗卫生管理新体制。建立由县级党委、政府牵头，相关部门和利益相关方代表参与的医共体管委会，转变职能，下放权限，从直接管人、管钱、管事转向统筹履行对医共体的规划、投入和监管。实施医共体内唯一法定代表人的治理架构，落实经营管理自主权。③以“三医”联动为抓手，创新县域医疗卫生运行新机制。多部门联动推进医共体药品耗材统一采购供应、医保总额预算和打包付费、医疗技术和药品耗材费用结构调整以及符合行业特点的人事薪酬制度改革，促进医院与基层整合、医疗与预防融合、医疗与医保结合，提升县域综合医改水平。④以“最多跑一次”改革为指引，全面推进智慧医疗，形成群众看病就医新秩序。推进医共体间医疗卫生信息共享，提升医疗机构协同服务水平和政府监管水平。2019年8月30日，国家卫生健康委、国家中医药管理局正式发布《关于印发紧密型县域医疗卫生共同体建设试点省和试点县名单的通知》，浙江因高位推动、全省统一推进，取得了积极成效，成为县域医共体建设试点省。

2021年，为推进医疗健康领域高质量发展建设共同富裕示范区，浙江紧扣县级医院服务能力这一关键环节，实施医疗卫生“山海”提升工程。该工程作为“双下沉、两提升”的“区域定制版”，以建立13家城市三甲医院与26家县级医院紧密合作新机制为核心，以数字化改革为支撑，旨在解决山区县县域医疗基础设施不足、卫生人才短缺、服务能力不强等问题。山海协作与县域医共体建设合力，通过帮扶县域医共体的牵头医院，帮一家、带一片，实现从“县级强”到“县域强”。浙江省医疗卫生“山海”提升工程提出了“3342X”的山区县县级医院能力提升目标：①深入推进县域胸痛、卒中、创伤三大救治中心能力建设，运用数字化手段推动建立多学科联合诊疗模式，提升县域危急重症救治能力和抢救成功率；②做强做优县域影像、病理、检验三大共享中心，统筹运用数字技术，强化医技科室的技术支撑作用，进一步推动基层检查、上级诊断、区域互认；③围绕县域疾病特点和转外就医较多的病种，重点帮扶受援医院临床专科不少于4个，着力提升专科技术能力和质量水平，持续强化县域医共体牵头医院的引领带动作用；④提升医院管理和公共卫生服务两项能力，重点加强县级医院传染性疾病的早期筛查、精确监测、精准诊断和规范治疗；⑤鼓励各地在完成省定目标任务基础上，结合实际探索自主合作内容。同时，为加强县域基层医疗卫生人才队伍建设，山海协作要求城市支援医院制定受援医院托管重点专科人才培养方案，强化进修培训、一对一导师制等制度，从“输血式”帮扶向“造血式”提升转变，努力打造一支带不走的专业团队。

（二）构建以人民健康为共同目标的县域社会治理共同体

1. 思想基础：从医疗卫生事业管理到卫生健康治理

党的十八大以来，作为推进国家治理体系和治理能力现代化的重要内容，我国处理社会公共事务的方式逐渐从社会管理向社会治理转型，强调党领导下的多方参与、共同治理，形成共建共治共享的社会治理格局。习近平总书记在系列重要讲话中也提出了创新社会治理的新思想。从治理的视角看，传统的以政府为主导的公共医疗卫生事业管理，在思维、能力和方法上都难以适应新时代发展的需要，并存在明显的碎片化问题。政府的相关职能部门尤其是卫生健康部门，在医疗卫生事业管理中突出表现在三个“习惯于和不善于”：一是习惯于做管控调配资源的“总院长”，不善于做过程和结果的“监管者”；二是习惯于做检查评比考核的“裁判员”，不善于做指导协调推动的“行动者”；三是习惯于用简单的行政指挥和行政命令，不善于综合运用经济、法律和行政的手段。以政府为主导的公共医疗卫生事业管理需要向多主体共同参与的全民健康治理转型，新时代卫生健康治理需要新的治理思维、能力和方法。

2019 年，社会治理共同体理念的创造性提出①，是中国特色社会治理理论的重大创新，该理念既包含了西方治理理论的精髓，更是中国共产党对马克思主义经典社会治理思想和共同体学说的时代阐发。社会治理共同体理念来源于实践，集理论思维创新和方法论创新于一体。黄建洪、高云天（2020）认为，社会治理共同体的建设思路从“主客二元相对”跃升为“多元合作协力”，对于目前正在实行改革开放加速现代化进程的中国社会而言，是一种理论思维的创新与突破②。龚维斌（2020）认为构建社会治理共同体是社会结构和环境变迁的必然结果，体现了社会治理的方法论创新③。目前国内学界围绕“社会治理共同体”的理论基础、价值意蕴、生成逻辑、建构路径等方面研究才刚刚起步④。相关学者尝试以一定治理空间或载体为承载，通过聚焦市域、县域、基层、网络等某一社会维度⑤，或针对教育、养老、邻里关系、疫情防控等个案进行剖析，进一步细化社会治理共同体研究并探索具体的构建路径。

县域医共体是在县域社会维度下和医疗卫生领域内打造社会治理共同体的积极尝试。2020 年，国家卫生健康委、国家医保局、国家中医药局印发《紧密型县域医疗卫生共同体建设评判标准和监测指标体系（试行）》（国卫办基层发〔2020〕12 号），明确了县域医共体建设评判标准，由责任共同体、管理共同体、服务共同体、

---

① 中共中央关于坚持和完善中国特色社会主义制度 推进国家治理体系和治理能力现代化若干重大问题的决定［N］. 人民日报，2019-11-06（001）.

② 黄建洪，高云天. 构筑“中国之治”的社会之基：新时代社会治理共同体建设［J］. 新疆师范大学学报（哲学社会科学版），2020，41（03）：7-17.

③ 龚维斌. 以社区为重点建设社会治理共同体［J］. 农村农业农民（B 版），2020（01）：41-42.

④ 徐顽强. 社会治理共同体的系统审视与构建路径［J］. 求索，2020（01）：161-170. 郁建兴. 社会治理共同体及其建设路径［J］. 公共管理评论，2019，1（03）：59-65. 高斌. 构建社会治理共同体：背景、挑战与举措［J］. 党政干部学刊，2020（05）：57-62.

⑤ 杜骏飞. 数字巴别塔：网络社会治理共同体刍议［J］. 当代传播，2020（01）：1.

利益共同体 4 个维度构成：①责任共同体。涉及党委政府主导、医共体决策权限、医共体有效考核等方面。②管理共同体。涉及人员统筹管理、财务统一管理、药品统一管理等方面。③服务共同体。涉及患者有序转诊、信息互联互通、促进医防融合等方面。④利益共同体。涉及收入统一管理、医保管理改革等方面。

2. 浙江创新：共同管理、分级指导、协同服务、责任同担、效益共享

浙江县域医共体建设提出把县乡医疗卫生机构组成“一家人”，形成管理、服务、利益、责任和文化“五大共同体”。基于浙江现有建设方案和具体实践分析，县域医共体的发展将会经历三个形态：初级形态是公立医疗卫生机构间的资源整合，它将适度改变传统行政等级形成的权利和资源配置格局；中级形态是公立医疗机构和社会办医疗机构之间在求同存异基础上的合作，它将适度突破所有制结构不同带来的资源流动壁垒；高级形态是形成一个以实现人民健康为共同目标的县域社会治理共同体，它将重新定位政府、医疗卫生机构、医生（集团）、医疗保险机构、社区和乡村、家庭和个人在健康服务供给中的利益分配、责任和价值。浙江县域医共体建设启动至今，全省 70 个县（市、区）的 208 家县级医院、1063 家乡镇卫生院已经整合为 161 家医共体，其中不乏社会办医疗机构的参与，甚至是牵头组建医共体。由此可见，浙江县域医共体已经具备了初步形态，并在向中级形态持续转型。

浙江县域医共体建设实行“共同管理、分级指导、协同服务、责任同担、效益共享”的发展模式[①]，探索以县级医院为龙头、乡镇卫生院为枢纽、村卫生室为基础、社会办医共同参与的县乡村医疗卫生一体化治理体系：

（1）探索县域医疗卫生管理新体制。

各县（市、区）建立由党委、政府牵头，相关部门和利益相关

① 浙江省卫健委《关于强化县域医共体公共卫生工作的指导意见》。

方代表参与的医共体管理委员会或理事会，统筹履行对医共体的规划、投入和监管等职责。卫生健康、人力社保、发展改革、财政和编办等相关部门转变职能、下放权限，把原来政府部门行使的人才招聘、职称评聘等交给医共体，把原来政府部门过多干涉的内部人事任免、收入分配、业务发展权等还给医共体。同时，政府部门制定权责清单，厘清医共体管委会及卫生健康部门、医共体等权责分工，构建权责对等、分工明确的治理体系。

（2）落实医共体经营管理自主权。

实施医共体内唯一法定代表人的治理架构，充分落实医共体在人员招聘和用人管理、内设机构和岗位设置、中层干部聘任、内部绩效考核和收入分配、医务人员职称评聘、医疗业务发展等方面的自主权，激发医共体运行活力、服务效率和发展动力。

（3）推进区域公共卫生一体化管理。

各级卫生健康行政部门在当地政府统一领导下，统筹推进县域内公共卫生资源配置、任务管理、考核督导，推动县乡村公共卫生一体化建设。各医共体作为责任主体单位，统一管理医共体内公共卫生资源，具体承担医共体服务区域内的公共卫生管理与服务职责；医共体牵头医院内设医共体公共卫生管理中心，牵头医院主要负责人是医共体内公共卫生工作第一责任人。以疾病预防控制机构、妇幼保健机构、卫生监督机构等公共卫生机构为主体，组建医共体公共卫生指导服务团队，以“团组驻点”“团组蹲点”等方式融入医共体①。

（4）坚守公益性发展方向。

率先落实中共中央办公厅《关于加强公立医院党的建设工作的意见》，在全省医共体或二级以上公立医院中，实施党委领导下的院长负责制，明确党委职责和议事决策机制，增强党委“把方向、管大局、作决策、促改革、保落实”的能力。

---

① 浙江省卫健委《关于强化县域医共体公共卫生工作的指导意见》。

（5）鼓励社会办医参与。

允许社会办医疗机构作为牵头医院组建医共体，支持非营利性社会办医疗机构作为成员单位加入医共体，鼓励社会办医疗机构与医共体开展多种形式合作，支持社会办医融入分级诊疗体系，有效增加卫生健康服务供给[①]。

二、浙江县域医共体的组织方式创新

组织方式描绘了县域医共体内的各要素是以何种结构连接起来的，可以称为组织形态创新，以及促进各要素合作关系的协调机制和维持组织形态的保障机制，可以称为制度创新。因此，在分析县域医共体建设中的组织方式创新时，我们将从组织形态创新和制度创新两个方面展开。

（一）组织形态创新

针对县域医疗机构的碎片化，浙江县域医共体强调建立以联合为基础的医疗机构扁平化网络组织结构，紧扣“一体两层级、三医四机制、五中心六统一”的框架设计，强力推动机构管理扁平化和科室管理垂直化。县域医共体采用的是紧密型医联体形式，即让县级医院牵头与若干家基层医疗机构形成紧密一体的良性合作机制，打造以县级医院为龙头、乡镇卫生院为枢纽、村卫生室为基础的县乡村一体化管理。

扁平化网络组织是一种静态构架下的动态组织结构，医疗机构的扁平化网络组织结构侧重于减少管理层次，统筹组织资源，凝缩

① 浙江省卫生健康委、浙江省医疗保障局《关于支持社会办医疗机构参与县域医疗卫生服务共同体建设的若干意见》。

医疗服务中所耗费的时间和空间，以提高医务人员在整个机构中的绩效。具体举措有：

1. 整合机构

医共体建设采用由牵头医院负责人担任唯一法人的组织架构，对医联体各项重大事项进行统一决策与管理，这有助于各层级医疗卫生机构的利益重新分配与权责系统的重建。各医共体按照“一体两层级”的要求，完成法人证书和医疗机构执业许可证变更，医共体牵头医院法定代表人兼任成员单位法定代表人，促使县乡医疗卫生机构融为一体，同时明确各自功能定位，确保权责利相一致。在此基础上，着力推进基层医疗卫生机构标准化建设，逐步将政府办和集体办村卫生室纳入医共体管理。对偏远地区的村和社区，由医共体通过巡回诊疗、远程医疗等提供延伸服务。

以多次被浙江省和国家表彰的德清县域医共体建设为例，德清整合了3家县级医院（二甲综合医院1家、二甲中医医院1家、二乙综合医院1家）、12家乡镇（街道）卫生院和141家社区卫生服务站资源，按地域分布组建两大健康保健集团（医共体）。由武康镇的县人民医院牵头组建武康健康保健集团，由新市镇的县中西医结合医院牵头组建新市健康保健集团（见图5-1）。集团设“一办四部”，实行机构设置、领导班子和法定代表人“三统一”。

2. 统筹资源

浙江县域医共体按照“五中心六统一”的要求，成立了人力资源、财务、医保、公共卫生和信息化“五大管理中心”，实行内部扁平化管理和垂直化运行，统一人员使用、资产运营、物资采购、信息化建设、财务管理和绩效考评。每个县（市、区）均建成统一的检验、影像、心电、病理诊断和消毒供应等共享服务中心，推动基层检查、上级诊断和区域互认。

同样以德清县域医共体为例，为推动县域医共体管理上协同统一，资源上整合共享，两大保健集团均下设了管理中心和资源中心。管理中心主要涉及人力资源、财务管理、医务管理、质控教科

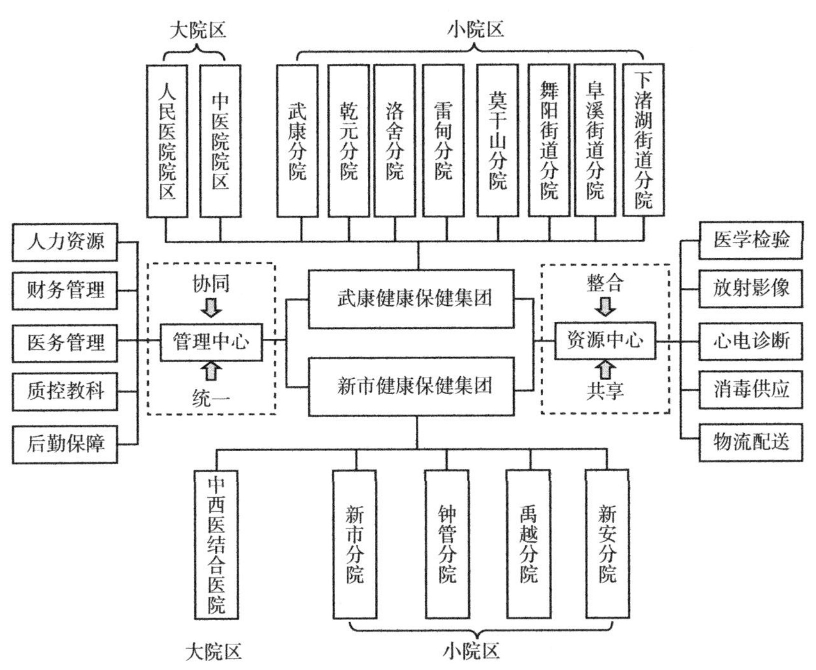

图 5－1　德清县域医共体组织结构图

和后勤保障等，并按 5S 标准对成员单位的管理制度、标准规范和文化形象等进行全面统一。资源中心主要涉及医学检验、放射影像、心电诊断、消毒供应和物流配送等，对集团内所有资源进行整合共享互认，如对集团内的药品、耗材和设备等采购进行集中采购和统筹分配，对床位、设备、号源等资源进行统一规划和重新配置，对信息资源进行互联互通和智能分析。

3. 开放共享

县域医共体并不是一个封闭型组织，当牵头县级医院能力不足，或者专科存在短板时，也可以与专科医院和更高层级医院以“专科联盟”或“远程医疗”的形式进行松散协作。浙江鼓励县域医共体与社会办医疗机构开展多种形式合作，例如通过区域资源中心的开放共享和“互联网＋医疗健康”服务等形式，加强医共体成员单位与社会办医疗机构的联系，以缓解不同种类医疗机构在县域分散分布以及抢占医疗、患者资源的利益竞争现象。同时支持社会力量在县域内建设第三方服务机构，鼓励医共体向具有相应资质的第三方服务机构购买服务，为医共体提供医学检验、医学影像、病理诊断、消毒供应、后勤保障等服务。

（二）制度建设

浙江省先后出台了一系列政策，有效推进和保障了县域医共体改革。2017 年 10 月，浙江省医改办下发了《关于开展县域医疗服务共同体建设试点工作的指导意见》，在全省 11 个地市正式启动县域医共体建设试点工作。2019 年 3 月，浙江省委办公厅和省政府办公厅联合下发《关于全面推进县域医疗卫生服务共同体建设的意见》，对全面推进浙江省的县域医共体建设提出了具体意见。2019 年 7 月，浙江省卫生健康委、浙江省医疗保障局发布《关于支持社会办医疗机构参与县域医疗卫生服务共同体建设的若干意见》，允许社会办医疗机构作为牵头医院组建医共体，这是全国首份将民营医院纳入医共体的地方性落实文件。2020 年 12 月，浙江省人民代表大会常务委员会通过了《关于促进县域医疗卫生服务共同体健康发展的决定》，为促进县域医共体的建设和发展提供了立法保障。

省政府相关部门也密集性出台了一系列配套政策（见表 5 - 1），形成了“1 + X”的医共体建设政策支撑体系。如：《关于建立县域医共体人员统筹使用机制的指导意见》（浙人社发〔2019〕18 号），就医共体统一设置岗位、统一公开招聘、统一岗位竞聘、统一人员使用等方面提出具体意见，进一步落实医共体用人自主权，促进医共体内部人员有序合理流动。《关于加强县域医共体人才培养的指导意见》（浙卫发〔2019〕20 号），就合理确定医共体定向培养规划、改革住院医师规范化培训模式、加强急需紧缺专业人才培养、强化医务人员岗位胜任能力等方面提出工作要求，加快培养适应县域医共体运行与服务的人才队伍。《关于县域医共体建设中做好基层卫生有关工作的意见》（浙卫发〔2019〕25 号），明确了医共体建设中基层卫生工作职责和任务；《浙江省县域医共体信息化建设指南（试行）》（浙卫发〔2019〕33号），明确了医共体信息化运营管理的具体要求。

表5-1 浙江省县域医共体配套政策

发布时间	发布部门	政策名称	相关领域
2019年3月	省卫生健康委、省教育厅、省财政厅、省人力社保厅	《关于加强县域医共体人才培养的指导意见》	人才培养
2019年4月	省人社厅和省卫健委	《关于建立县域医共体人员统筹使用机制的指导意见》	人力资源管理
	省卫健委	《关于县域医共体建设中做好基层卫生有关工作的意见》	公共卫生
2019年5月	省卫健委、省医保局	《关于加强县域医共体药品耗材统一管理工作的通知》	药耗管理
	省卫健委	《浙江省县域医共体信息化建设指南（试行）》	信息化建设
2019年6月	省卫健委	《关于强化县域医共体公共卫生工作的指导意见》	公共卫生
	省药械采购中心	《关于浙江县域医疗服务共同体药品耗材统一采购与支付有关事项的通知》	药耗采购和医保支付
2019年7月	省医保局、省卫健委、省财政厅、省人社厅和省药监局	《关于推进全省县域医共体基本医疗保险支付方式改革的意见》	医保支付
2019年9月	省财政厅和省卫健委	《关于加强县域医共体财务管理工作的意见》	财务管理

1. 协调机制

为充分发挥医共体成员单位之间的正向协同效应，减少摩擦、内耗；厘清政府相关部门和医共体的责权关系，减少因权责不清或不匹配产生的制度成本，浙江县域医共体建设设计了一系列协调机制：

（1）规范机构管理。

各县（市、区）建立由党委、政府牵头，相关部门及利益相关方代表参与的医共体管委会，行使医共体举办权、发展权、重大事项决策权、资产收益权，强化政府办医职能，同时加快推进权责清单管理，明确各方权利义务。深化医疗卫生“管办分离”改革，改变卫生行政部门直接管人、管钱、管事的管理模式，将经营管理自主权交给医共体。加强医共体党建工作，发挥党委把方向、管大局作用。各医共体制定章程，用好用活管理自主权，增强医共体运行活力和内生动力。

以德清为例，德清成立了县深化医药卫生体制改革领导小组，由书记和县长任双组长，高位推动，统筹协调医共体建设。组建全国首个县域医疗保障办公室，融价格、医保、采购和救助等职能于一体，结束了“九龙治水”的多头治理局面。制定权责清单，卫健局将权力适度下放，给予保健集团经营自主权。积极探索法人治理结构，成立县级层面的理事会和监事会，作为两个集团共同的最高决策机构和监督机构。理事会由编办、财政、卫健等部门负责人组成，由分管副县长任理事长，秘书处设在卫健局。监事会由人大代表、政协委员和纪检监察等部门负责人组成。集团实行理事会领导下的院长负责制，管理团队由集团院长、副院长和总会计师组成。集团院长由理事长聘任，集团副院长和成员单位的院长、副院长以及中心主任由集团院长聘任，任期均为三年①。

（2）统筹人员使用。

浙江各地以医共体岗位设置为重点积极探索创新，变单位人为系统人、变身份管理为岗位管理，统一岗位设置、统一公开招聘、统一岗位竞聘、统一模块化培训。重新核定县、乡两级医疗卫生机构医务人员编制，由医共体统筹使用。实行“县招乡管村用”，累计以医共体名义统一招聘基层医务人员近 6000 人。各地在落实“两个允许”② 政策基础上，积极推进医共体薪酬制度改革，进一

① 董建新．县域医共体建设的现状与对策研究——以浙江省德清县为例［D］．温州：温州医科大学，2021.

② “两个允许”要求：允许医疗卫生机构突破现行事业单位工资调控水平，允许医疗服务收入扣除成本并按规定提取各项基金后主要用于人员奖励。

步体现“因岗、因地区定薪，多劳多得、优绩优酬”的原则。

以德清为例，两大保健集团实行“县管院聘”机制，县政府核定集团编制总量，由集团进行统一聘任。集团内人员实行统一的招聘、管理、培训和调配，打破单位、科室、身份限制，实现合理轮岗、有序流动和统筹使用。聘任县级业务骨干担任卫生院业务副院长，选派县级专家常态化下沉基层，开展坐诊、查房、培训和业务指导等工作，选拔基层全科医生到县级医院轮训，积极开展各类业务培训，促进人员良性流动①。

（3）统一财务管理。

因为县域医共体的主要参与者大多是公立医疗机构，实行统一的事业单位预算管理，在一定程度上为构建统一管理、集中核算、统筹运营的医共体财务管理体制减少了制度障碍。在明确财政事权和支出责任的基础上，县域医共体建设推进了基层补偿机制改革，将基层医疗卫生机构财政补助从原先的“粗放兜底”转变成“购买服务”“按劳分配”，提升财政资金和医共体自有资金使用效率，实现共赢。同时完善了医共体“一本账”财务报告体系，健全医共体成本绩效管理办法。

以德清为例，集团设立财务总账户，取消原成员单位的独立账户，由集团财务管理中心对各院区财务实行统一管理、集中核算、财政预算、统筹调配和审计监督。改革财政补助资金拨付方式，将集团纳入财政预算单位，补助资金由财政直接统一拨付集团，由集团统筹使用②。

（4）推进分级诊疗制度建设。

按照分级诊疗的思路，浙江明确了医共体牵头医院和成员单位的功能定位，制订基层首诊、县级下转和县域不轻易外转疾病种类目录，以及医共体内部、医共体之间和县域向外转诊管理办法，并与医保差别化支付政策衔接。依托城市优质医疗资源下沉和县域医

①② 董建新．县域医共体建设的现状与对策研究——以浙江省德清县为例［D］．温州：温州医科大学，2021.

共体，持续推进基层首诊、双向转诊、急慢分治、上下联动的分级诊疗制度建设，促使医疗卫生工作的重心下移、资源下沉。探索连续性诊疗服务，简化不必要的医疗服务流程，让患者在基层就能够实现在不同医疗机构之间的便捷转诊。

以德清为例，两大保健集团设立连续医疗服务中心，建立县域内统一的住院床位池、设备池和专家号源池，提供电话咨询、专家预约、上下转诊、院前检查、病床调配和院后随访等连续服务。集团设有健康管理中心，提供家庭医生签约、健康宣讲、健康体检、干预指导、检后回访和复检等闭环服务。制定分级诊疗疾病参考目录（分为基层首诊疾病、下转康复期疾病和不轻易外转疾病三种），引导基层首诊①。

2. 保障机制

为保障县域医共体建设顺利推进，完善县域医疗服务体系和医疗保障制度，浙江县域医共体建设设计了涉及医疗保障、财政支持、人才培养、药品供应等多个方面的保障制度。

（1）缩小城乡医保资金供给差距，改革医保支付方式。

科学完善的医疗保障制度是群众就医问诊的关键，关系到每一个参保人的切身利益。针对县域医保资金供给碎片化的问题，浙江县域医共体建设致力于在县域层面调整医保报销政策。一方面，联合各级政府部门，统一城乡之间医保资金供给的标准，推进实现预防、治疗、康复、保障等多方面、各环节的融合衔接，从而实现医保资金供给与需求的动态平衡，推动参保全覆盖，缩小城乡医保资金供给差距，避免医保政策碎片化造成医保领域公平与效率的下降。另一方面，实施医保差别化支付政策，拉开统筹区域内外和不同等级医疗机构报销比例，提高未经转诊自行到统筹区外就诊的个人自付比例，引导分级诊疗。

为发挥医保在医共体建设中的基础性、关键性作用，浙江将医

---

① 董建新．县域医共体建设的现状与对策研究——以浙江省德清县为例［D］．温州：温州医科大学，2021.

共体整体纳入医保协议管理，贯通住院起付线，落实“医保总额预算、结余留用、超支分担”的激励约束机制，推广以疾病诊断相关组（DRGs）为主的多元复合型医保支付方式，引导医疗机构从“看病赚钱”向“防病省钱”转变。同时，在腾空间的基础上，动态调整医疗服务价格，逐步理顺医疗服务比价关系，进一步优化医院收支结构。

以德清为例，医保局对县域医共体实行医保基金总额管理制度。集团按照“总额预算、结余留用、合理超支分担、交叉结算”的医保政策，促进双向转诊，引导端口前移，注重健康促进和疾病预防。医保总额根据上一年度医保基金的支出情况和增长比例来推算，分别打包给两个集团，超出的合理部分由医保局和集团协商分担，不合理部分由集团自负，结余部分由集团自行留用。研发并启用 DRGs 支付绩效管理平台，推进 DRGs 综合应用，将 DRGs 数据用于分级诊疗、医保支付、人事薪酬、绩效管理和职称评聘。

（2）加大财政投入力度，完善财政投入体制。

71 个县（市、区）累计新增医共体财政投入超过 10 亿元，主要用于医共体人才培养、专科能力提升、信息化建设、标准化建设等。省财政将医共体建设纳入集中财力办大事财政政策体系，2019—2022 年每年安排资金 2 亿元左右，根据各地医共体建设综合成效给予激励奖补，引导医共体内各医疗机构加快融合提升。各设区市新增医共体财政投入 5000 多万元。

创新基层医疗卫生机构的财政投入方式，例如，浙江东阳为推动基层医疗卫生机构落实“两个允许”，针对山区、半山区等困难地区创新“地区系数”，将基层医疗卫生机构所在区域划分为城区、平原、半山区、山区 4 类，地区系数分别为 1、1.1、1.15、1.5，据此对财政人头经费、公共卫生经费等实行地区差异化分配。

（3）深化“三医联动”改革，强化药品供应保障。

在医药总费用合理增长的基础上，完善药品耗材采购使用机制。各地以医共体为单位，制定统一的用药目录，核销成员单位的药品耗材采购账户，由牵头医院统一采购、统一配送、统一结算。

以德清为例，德清统一了省、县、镇医疗机构药品目录，实行慢病长处方制度，相关药品不纳入门诊均次费用考核。以集团为单位，设立唯一采购账户，统一进行采购、配送和支付，并开展跨集团联合限价采购，挤压虚高药价，用于提高诊疗价格（体现医生技术价值）和让利百姓。

（4）建立“两员一中心一团队”工作机制，深化包干联系制度。

“两员”即公共卫生机构向医共体派出公共卫生专员和联络员，“一中心”即医共体内建立公共卫生管理中心，“一团队”即以专业公共卫生机构为主体组建医共体公共卫生服务指导团队。公共卫生专员列席医共体内党委会和院长办公会，参与医共体内公共卫生重大决策，对公共卫生类事宜决策具有建议、督查权。由省卫生健康委每位委领导对口联系 1 个设区市，每个机关处室联系 2—5 个县（市、区），持续开展包干联系指导工作。

（5）打造专业型与综合型人才相结合的人才培养模式。

提升医疗服务体系的总体效能离不开医学专业人才培养模式改革。浙江县域医共体提出打造专业型人才与综合型人才培养相结合的人才培养模式，强调人才资源在医共体内部的流动、共享与整合。尤其重视基层的医学教育和人才培养，着力于为其配备具有协作意识且掌握专业技能的医务人员，从而促进医疗资源贴近基层、服务基层，使人才资源服务群众的作用发挥至最大，让患者在基层就能获得科学有效的诊疗，减少在基层医院就诊时的顾虑。

三、浙江县域医共体的技术和管理方法创新

浙江是数字经济大省，最早提出了“最多跑一次”的改革口号。因此，浙江医疗卫生服务体系中的信息化建设和数字化提升起

步较早，也取得了一定的成效。例如，浙江省针对城市大医院“看病难”“看病烦”等“关键小事”，省、市、县三级医院联动，再压流程、再简项目、再优环节，推出了“看病少排队”“检查少跑腿”“付费更便捷”等十项措施，实现预约挂号“全省通”、付费结算“全院通”、院内服务“全自助”，促使医院提供优质高效服务，提高群众就医获得感，此项举措被评为全国“推进医改、服务百姓健康”十大新举措。此外，浙江大力发展“互联网 + 医疗”服务，建立浙江省互联网医院，上线“健康浙江导航平台”，推进专家门诊、紧急会诊等远程医疗服务，提供分时段预约、在线支付、检查检验结果推送、部分常见病和慢性病线上复诊、线上开具处方与药品网络配送等服务。

但在县域层面，医疗与信息化的结合度整体水平不高，多数县级医院和绝大多数乡镇医院的信息化水平偏低，医疗信息同步困难，呈碎片化状态。一方面是多数县域医疗机构的体量较小，进行信息化建设需要花费大量资金，而县乡财政和医院自身财力相对紧张，谈及服务升级更多的是投入医院的硬件建设，如病房、医疗设备等，在信息化建设上投入严重不足。另一方面是县域信息化的医疗资源共享程度较低，县级医院即便获得资金支持进行了信息化建设，信息资源共享也仅局限于医院内部，不愿也无力对县域内所有医疗机构开放。

要让县域医共体真正成为“服务共同体”，医共体内的各层级医院之间有必要建立统一的信息化系统，实现健康档案和病历等互联互通、检查结果互认、处方流动、药品共享，通过“基层检查、医院诊断”的服务模式，减少患者奔波之苦，提高诊疗效率和就医连续性。省、市、县级层面也有必要建立区域性的公共信息服务平台，服务本地各级医院，平台上的医疗和医药数据对所有医疗机构开放，基层医疗机构也能向大型医院提交疑难病例，帮助转诊和补充具有学术价值的数据，从而推进“智慧医疗”。区域医疗卫生信息平台的建立也有助于实现医疗卫生机构之间、医疗卫生机构和卫生主管部门之间的数据共享和业务协同。

在构建医疗机构扁平化网络组织结构的基础上，浙江县域医共体的建设重视形成以共享为基础的医疗服务信息运行机制，以解决信息资源碎片化给医院管理、患者就医、医疗和医保监管带来的在信息获取上的困难。

（1）强化信息化运营管理。加快贯通医共体内人、财、物的统一运营管理信息系统建设，不断推进医共体资源调配、业务经营、质量评价、财务分析、效率监测等数字化管理，实现信息共建共享、互联互通。稳步推进医疗健康数据中心、卫生健康专网、健康医保卡和互联网医疗健康门户建设，确定首批 14 个县（市、区）开展医共体信息化示范县建设，逐步形成“一中心、一专网、一通卡、一门户”的信息化格局。

（2）发展“互联网 + 医疗健康”服务。各医共体深化医疗卫生服务领域“最多跑一次”改革，发展“互联网 + 医疗”服务，开展远程专家门诊、远程紧急会诊等远程医疗服务，提供分时段预约、在线支付、检查检验结果推送、部分常见病和慢性病线上复诊、线上开具处方与药品网络配送等服务，充分发挥技术辐射带动作用，提高优质医疗资源可及性。

（3）推进医疗健康数字化监管。加快整合医疗、医保、医药等相关信息系统，细化医疗质量管理标准与要求，建立实时、动态、连续、综合的监管服务平台和监管机制。积极开发应用基于 DGRs 的医共体绩效管理评价体系，加强对医疗质量、病种结构、药品耗材使用和医疗费用的常态化监管和动态分析。全省建立数字化管理平台，动态掌握全省工作进展，形成“月评价、季对标、年考核”的细化量化、过程追踪、成果展示、奖惩挂钩、争先创优的医共体绩效评价新机制。

浙江县域医共体在推进信息化建设的同时，也在结合数字化改革探求县域医共体建设中的治理工具迭代。浙江省 2021 年县域医共体建设重点任务清单中提出开展“数字赋能”行动：

（1）加快推进智慧服务。推动信息技术与医疗服务深度融合，开展检查自助预约、体检自助预约、无偿献血荣誉证获得者挂号直免等服务。推动“互联网＋医疗服务”优化升级，形成网上看病、在线结算、送药上门的闭环式规范管理和服务。推进“检查检验共享常态化”“住院服务智慧化”“就医结算便利化”等智慧服务项目，提升群众就医获得感。

（2）加快推进智慧治理。搭建统一的数字医共体组织架构和应用框架，打造覆盖所有医共体成员单位的卫生健康线上协同体系。推进以电子病历为核心的医院信息化建设，全面提升临床诊疗工作的智慧化程度。提升县域病理、影像、心电共享中心建设，加快推进区域医院信息管理系统、区域检验、区域影像归档和通信系统等集约化应用。

促进医疗卫生信息服务健康有序发展是浙江县域医共体建设的一大重点。针对医疗服务碎片化的问题，浙江县域医共体建设加强内部统筹协调能力，优化服务链结构，加快医疗机构由先获取信息再提供服务的模式，向及时获取患者服务需求的信息并同步为患者提供服务的模式转变，使医疗服务信息资源得到整合，并提高信息资源的利用效率。对医疗服务信息资源的整合将极大缩短患者获得医疗服务所耗费的时间，能够在一定程度上减少不必要的信息采集，节省采集信息所需的成本，避免重复检查、重复用药，节约医疗资源，同时也减轻了基层群众的经济负担。

第六章

浙江县域医共体建设现状和案例分析

一、浙江县域医共体建设现状

（一）浙江县域医共体建设初步成效

新医改以来，提升县级医院能力水平成为医改工作的重点。2012 年县级公立医院综合改革启动，明确了县级公立医院在县域医疗卫生服务体系中的龙头和核心地位。县级医院上接城市优质医疗资源，下连乡镇基层医疗卫生机构，是统筹城乡医疗卫生发展的重要枢纽。医联体建设是提升县级医院和县域医疗服务能力的重要手段。浙江省自 2012 年起，针对城乡医疗卫生资源配置不均衡的问题，部署实施了“双下沉、两提升”工程，已有 54 家省、市级三甲医院与 122 家县级医院开展了紧密型合作，累计建成各种类型的医联体 526 个，600 余名城市医院专家常驻县级医院，县级医院的手术台次数年均增长 15%，县级医院的龙头学科达到 166 个。县级龙头医院的管理、技术和服务能力全面增强，为实现“大病不出县”奠定了初步基础。

县级强不代表县域强，要推进优质医疗资源进一步下沉到基层，需要进一步改革。县域医共体建设就是通过整合县乡卫生机构资源，实行集团化管理、一体化经营和连续式服务，实现资源共享、管理同标同质和服务优质高效。2017 年 9 月，浙江省在 11 个县（市、区）开展县域医共体建设试点。由每个县（市）和符合条件的市辖区以二甲以上县级医院为龙头，其他若干家县级医院及乡镇卫生院（社区卫生服务中心）作为成员单位，组建 1—3 个医共体，对政府或集体办的村卫生室和社区卫生服务站，统一纳入医共体，做到成员单位人、财、物全面整合。2018 年 9 月，省委、省政府召开全省县域医共体建设现场推进会，在省域全面推开。2019

年5月，国家卫健委下发《关于开展紧密型县域医疗卫生共同体建设试点的指导方案》。8月，城市医联体试点城市名单、紧密型县域医共体试点省和试点县名单相继出炉，浙江被选为紧密型县域医共体试点省。2020年11月27日，省人大常委会出台了《关于促进县域医疗卫生服务共同体健康发展的决定》，为县域医共体建设提供了法治保障。

2017年启动县域医共体建设试点之初，浙江就将“鼓励县域内非营利性民办医疗机构加入医共体”写进医改政策文件，2018年省委省政府《关于全面推进县域医共体建设的意见》进一步明确“鼓励县域内社会办非营利性医疗卫生机构参与医共体；支持社会办医疗卫生机构与医共体在资源共享、分级诊疗、人才培养和技术交流等方面开展合作”。2019年又发布了《关于支持社会办医疗机构参与县域医疗卫生服务共同体建设的若干意见》，允许社会办医疗机构作为牵头医院组建医共体，这是全国首份将民营医院纳入医共体的地方性落实文件。

浙江县域医共体建设启动以来，总体呈现有序推进、不断深化的良好态势，整合型医疗卫生服务新体系初步成型。2017年，医共体建设11个试点地区把39家县级医院和170家乡镇卫生院整合成27个医共体，其中有9家县级中医院作为牵头单位。试点工作有效提升了县域医疗卫生服务能力。2018年，医共体建设试点地区县级医院三四级手术例数增长10%以上，县域内就诊率提升4个百分点，达到85%。基层就诊率提高6.1个百分点，达到67%，乡镇卫生院三分之一以上恢复或新开一二级手术，门急诊和出院人次分别增长12%和22.3%。通过以医共体为平台推进县域医疗卫生资源整合共享，结合“群众满意的乡镇卫生院”“优质服务基层行”及“特色专科”建设等活动，基层医疗卫生服务的品质明显提高。

2019年，浙江实现了县域医供体建设的全覆盖。2021年，全省72个县（市、区）的208家县级医院、1063家卫生院已组建成162个医共体，其中，55家县级中医院牵头联合368家乡镇卫生院建立55个医共体。浙江县域医共体全部由二甲以上医院牵头，打破了原有的层级分割，实行扁平化管理和垂直化运行，加快形成县乡“一家人”“一本账”“一盘棋”的格局。并结合省市三级医院的技术下沉和管理下沉，提升县级医院的医疗技术水平和管理水平，逐步实现了从城市医院强到县级医院强，再到县域医疗强的发展。

基层医疗机构服务能力不断增强，县域有序就医格局加快形成。2019年，全省基层首诊率达52.7%，乡镇卫生院（社区卫生服务中心）开设夜门（急）诊、开展门诊手术、提供住院服务和慢病长处方的比例分别达96.3%、93.8%、51%和99.9%。全省170家乡镇卫生院恢复或新开展一二类手术。75.54%的基层医疗机构完成号源池整合，64.78%的基层医疗机构实现检查检验报告电子化推送，26.33%的基层医疗机构开展居家护理服务，17.50%的基层医疗机构开展择期手术。全省基层医疗卫生机构门（急）诊人次较上年同期增长10.2%、住院人次增长11.6%，开放床位同比增长7.1%，手术台次同比增长15.7%。89%的乡镇卫生院门急诊人次增幅高于县级医院门急诊人次的增幅。全省面向医共体定向培养医学生1336人、规范化培训住院医师4500人。全省每月有5000多名县级医院的医生到成员单位排班坐诊。基层医疗卫生机构在编人员年均收入连续三年增幅达到10%左右。

2020年，全省开设夜门急诊、门诊手术和住院服务的乡镇卫生院比例分别达99.6%、98.2%和72.8%，基层门急诊量达3.3亿人次，比2017年增加9.3%。全省县域就诊率逐年提高，2020年达88.9%（2019年88.3%，2018年86.3%，2017年85.8%）。双向转诊中“下转上易、上转下难”的问题得到改善，2020年1—9月，县域医共体向下转诊达到17.9万次，平均每个县级医院向乡村卫生院下转1100多人次。各地建立由县级医院专科医生、基层全科医生共同参与的家庭医生团队1.3万余个，针对普通人群和慢性病患者、妇女、儿童、老年人、残疾人等重点人群设立了个性化的菜单式签约服务包，形成全科与专科联动、签约医生与团队协同、医防有机融合的签约服务工作机制。通过高血压、糖尿病“两慢病”分级诊疗试点，构建起以家庭医生团队为基础、医共体牵头医院为技术支撑的慢病分级诊疗服务体系。

推进实施县域医共体一体化人才培养，形成以需求为导向、立足底数、补齐缺口的基层卫生人才培养体系。浙江全面推行医共体模块化培训，实现161个医共体全覆盖，累计培训县乡村卫生人员9.3万人次，医共体培训实施率和参与率达到100%。面向全科医生实施“全有所专”特长培训，加强急救、儿科、妇产科等专业能力培养；面向专科医师实施全科理念培养，同步开展公共卫生管理和业务专项培训；重点针对基层医务人员开展疾病诊治、公共卫生和家庭医生服务培训，开办省级培训11期，线上线下培训人员3.5万人，培训考核合格率和满意率均达90%以上。

浙江省紧密型县域医共体的考核在全国排在第一位，国务院领导两次作出重要批示，充分肯定浙江省县域医共体建设成效；中央深改办、国务院办公厅、国务院医改领导小组和国家卫生健康委等先后以印发专刊、简报、专报以及召开新闻发布会、经验交流会等多种形式，总结和推广浙江省县域医共体建设经验。《浙江全面推进县域医共体建设的探索》入选中组部主题教育典型案例。截至2019年，各级媒体发布浙江省县域医共体建设报道102篇，其中人民日报、中央电视台、中央人民广播电台、光明日报等中央主流媒体62篇。

下一阶段，浙江将继续围绕“省市医疗中心（城市医联体）+县域医共体（乡村医生）+社会办医”的建设主线，把工作重心、扶持政策、优质资源进一步向县域、向基层倾斜，持续为提升县域医疗卫生服务能力注入动力，促进区域、城乡、医防均衡发展。同时坚持既要“基本医疗强”，也要“公共卫生强”，推动县域卫生健康治理从“以治病为中心”向“以健康为中心”转变，从“看病有钱”向“防病省钱”转变。

（二）浙江县域医共体治理模式面临的问题

县域医共体建设，作为一种医疗卫生服务供给侧结构性改革和县域社会治理创新，是解决县域医疗卫生资源分布不均衡、发展不充分问题的有效途径。虽然自 2017 年开始试点县域医共体建设取得了一定的成效，但在推进过程中仍存在不平衡、不充分问题。

1. 政府在医共体治理过程中放权不充分

浙江在政府对医共体的治理转型中，主要采用建立专门的管理委员会/理事会来实现政府对于医共体内部运行事务的放权。然而，在实际过程中，一些地方政府的“放管服”改革还不够彻底。从医共体管委会/理事会的人员构成来看，主要来自政府相关部门，利益相关方代表如患者、医师协会、社会办医机构鲜有参与。县级政府与医共体之间的关系尚未完全理顺，政府行政监管和医共体业务自主管理的职能边界不够清晰，医共体推进决策过程中仍带有较为明显的行政色彩，医共体负责人和政府间缺乏平等、有效的沟通对话机制。在县域卫生健康治理转型过程中，政府的角色转变有待真正落实，尚存在进一步的放权空间。

2. 医共体监督机制不健全

各地医共体建设主要通过服务能力清单制来明确医共体内部各层级成员的权责分工。在此基础上，设定规章制度、实施质量管理对医共体进行监督，从而达到兼顾医共体内部发展利益与公众利益的目标。但是医共体内部各机构仍存在暗中的“利益竞争”与“责任逃避”，内部进行监督管理的控制机制仍有不足。同时，保障公共利益的社会监督机制缺乏，也会导致医共体决策有失公允，阻碍医共体建设最重要的治理目标——人民健康。

3. 医共体政策供给协同性较弱

受制于现有的医疗卫生行政和医保管理制度，县域医共体的政策供给主要集中于业务整合层面，在财政保障、医保政策、医疗服务价格等方面协同性较弱。一些地方在政策供给上还不够全面、准确和系统，影响了改革措施的落实和医共体的运行效率。

财政保障方面，医共体各成员之间，财政补助隶属关系不同，各成员与地方政府的关系及支持力度，都存在很多不确定因素。近年来，随着工作量增加和人员成本支出增加，大部分基层医疗机构处于亏损运营状态，不少地区对医共体建设的财政保障力度不足，牵头医院财政补偿偏低，多靠自身结余，缺乏减少服务数量和选择低价格服务的动力。财政补偿医共体成员单位政策性亏损和逐年化解历史性债务的力度还不够，乡镇（街道）财政对辖区医疗卫生投入责任不同程度弱化。

医保政策方面，与分级诊疗相衔接的支付方式尚不健全，引导患者向基层转移、在县域就医的力度较弱。总额控制框架下，因基层医保预算额度低影响基层增加患者诊治的动力和牵头医院资源流向基层的积极性；基层和牵头医院乃至转外就医报销比例差不大，吸引力不强；医保新政策进一步提高医保异地结算便利度，助长患者非理性就医选择，使县域外就诊率居高不下。

价格管控方面，公立医院医疗费用不合理增长问题依旧存在，市、县两级医疗服务价格（主要是检查方面）存在倒挂现象，合理比价关系尚未形成，与医共体一体化管理机制有冲突。已定的医疗服务价格未充分研究各种诊疗操作的技术难度、风险因素、所需时间、人力成本和实际消耗材料等，背离医务人员的技术劳务价值和市场规律，导致医疗机构不得不通过各种检验、检查等弥补医疗服务亏损。

4. 医共体内部管理效益与利益分配联动度不高，资源整合控制力不足

公立医疗体系内的医共体虽已实现唯一法定代表人组织架构，但一些医共体“形整实不整”，“管理中心”“共享中心”还没有实质性运行起来，牵头医院与成员单位只有“物理整合”没有“化学融合”。

医共体虽然制定了章程，明确规定了医共体相关的统一管理权限，但是大多是框架性的，牵头医院对人财物的统筹管理权力有限，组织结构还不紧密，医共体内部成员（尤其是综合医院与基层医疗卫生机构）承担着不同的职责与任务，各单位存在着各自的利益诉求。部分医共体未建立全面有效的医疗服务质量管理体系，没有针对医共体内系统的服务质量、服务流程和结果等的综合管理；医共体内规章制度建设不够完善。

各地医共体虽已在用人、激励人才等方面进行了积极的实践探索，包括柔性人事管理、薪酬自主分配等，但改革多发生于人才选聘以及薪酬领域，在医共体统筹优化资金配置、绩效考核和利益分配方面有待进一步探索。在医共体建设中，牵头医院需要投入大量的人力、物力、财力等，从长远看缺乏持续的利益补偿与激励机制，抑制了投入的动力；牵头医院以人才下沉作为评选职称的硬性指标，医务人员在基层排班上岗，未形成有效的经济激励效应，存在由于权利转移而导致的主动性下降的可能。此外，对于各类人员及专家团队的分权激励机制还不够完善，医共体内部人才缺乏参与管理的动力。

医共体实施后，基层招人难的状况有所缓解，但卫生专业技术人员调配难度大，医务人员学历层次不高、总量紧缺与人员招聘难并存的矛盾仍比较突出。基层医务人员由于使用层级、财政投入渠道、编制不同，医共体统一招聘实质上是牵头医院代招聘，编制和岗位仍在基层，医共体内的人员流动性仍较差，“一家人”存在貌合神离的现象。

5. 县域医共体与城市医联体、社会办医关系不顺

目前，一些省、市级公立医院发展模式仍然停留在规模扩张层面，借城市医联体建设之机设分院、做规模、增收入，未能与县域医共体建设形成“同频共振”的上下联动效应，甚至加剧了县域患者和人才外流，冲击了基层医疗秩序。以公立医院为主体的城市医联体和县域医共体建设，本质上属于行政力量推动下的公立医疗机构资源整合，会对社会办医形成“挤出效应”。在公立医疗机构之间的紧密型医联体建设中，民营医疗机构（尤其是营利性）的参与空间相当有限，更多的是在外围提供检测、检验等辅助服务。而在县域医共体建设中，能给社会办医疗机构参与的空间也较为狭窄，这主要是因为：一方面，一些医共体牵头医院综合实力偏弱、资源短缺，带动能力不强，加之缺乏足够的经济驱动力，整编基础薄弱的乡镇卫生院已有诸多困难，因此县域医共体接纳民营非营利机构的余力和动力都不足；另一方面，在现行政策体系下，社会办医与公立医疗的联合之路还面临难以实现人员统一管理、财政资金统筹使用、医保转诊政策同等待遇等障碍，且以县级为单位作为政策创新主体的限制较多、难度较大。

二、浙江社会办医参与县域医共体建设概况

（一）浙江社会办医参与县域医共体建设的主要形式

作为民营经济大省，浙江省一直将社会办医纳入在卫生健康事业改革发展全局中，提出打造“公私互补、有序竞争、有效合作和协同发展的县域整合型医疗卫生服务新生态”。目前，在全省公立医疗体系内，紧密型县域医共体建设已初具规模。但社会办医参与医共体建设的有效路径和实现方式尚待探索，因社会办医参与医共体后的所有制性质、人事管理、人员隶属、资产归属和投入渠道等保持不变，无法形成类似“公＋公”型的紧密型县域医共体。浙江各地也在结合地方具体情况，尝试引导社会办医疗机构与公立医疗机构融合发展。目前，浙江社会办医参与县域医共体建设大概形成如下几种形式：

1.“民＋公”模式

该模式以杭州的浙江萧山医院医共体和湖州安吉第三医共体为代表。共同特点是：①医共体牵头医院均为由公立医院进行股份制

改革而成的混合所有制医疗机构，改制前在编人员继续保留编制，加入医共体后与公办社区服务中心和卫生院实行统一的人员管理，受到的体制障碍较小。②承担本区域内公共卫生指导管理职责，与本地区公立医院享受同等待遇的财政补贴，政府认同度与支持力度高。③创办历史长，服务半径比较明确，与普通民营医院相比，周边居民对医院的认可度较高，拥有比较稳定的患者源。因此，该模式并非纯粹的“民”+“公”，实为“混”+“公”，对于普通民营医院牵头县域医共体不具备可复制性。

（1）萧山医院“医共体”。

2019 年，浙江萧山医院作为混合所有制医疗机构，牵头北干、宁围、衙前三镇街的政府办社区卫生服务中心建立萧山医院“医共体”，浙江萧山医院医共体总院已于 2019 年 6 月获得设立登记。萧山医院“医共体”实行“一院两制”，创造了“统分结合”的管理模式。“统”主要体现在人员管理、医疗资源配置“同质化”管理和公共卫生管理等方面，“分”体现在各医共体成员单位充分保留自主权，保留分院独立法人资格，总院和分院在建立统一的医共体药品器械目录基础上，保留独立采购账户，分账核算，采取“分院线上、总院线下”的分类采购模式。

（2）安吉第三医共体。

安吉县第三医院于 2014 年实施股份制改革，引进社会资本投入 3.5 亿元，现为一家民营资本占 90%、国有资本占 10% 的混合所有制非营利性医疗单位，于 2018 年 8 月实行整体搬迁并运行。安吉第三医共体由县三院牵头 4 家卫生院构成，在省级政策基础上设立了医共体“八大基本职能管理中心”，实行医共体内统一规范管理。在“人财物”管理上，安吉第三医共体实行“统与分”管理原则，人事管理由牵头医院统一管理，财务管理和药品耗材设备管理按照“统与分”相结合模式，总院和分院分别建账管理，药品耗材设备实行医共体统一管理、分类采购方式，分别建立一套药品、耗材、设备总账报表。

2. “公 + 民” 模式

该模式的特点是以公立医院为县域医共体牵头单位，民营医院为成员单位并辅助承担了一部分医疗服务和公共卫生服务工作。在这种模式下，民营医院已成为当地医疗公共卫生体系中不可或缺的一部分，并可因此获得财政资金支持。

(1) 民营专科医院参与医共体：苍南县人民医院医共体。

苍南县人民医院医共体于 2019 年 5 月挂牌成立，初始成员单位有 9 家卫生院。2020 年 6 月，苍南康宁医院正式加入苍南县人民医院医共体。苍南康宁医院是温州康宁医院旗下的以精神科为主的专科医院，近年在老年科、康复科方面有所发展。加入医共体的同时，苍南康宁医院成立了精神卫生管理中心，为各卫生院提供精神卫生领域的业务培训，与各成员单位签订协议开创“苍南康宁门诊 + 卫生院体检”模式，为定点医疗机构提供一站式免费领药服务，大幅提高该地区精神疾病患者年度体检率、复评率和服药率，证明了精神卫生管理中心设立在民营专科医院的可行性。苍南康宁医院承接该项工作每年可获得县级财政 30 万元的经费支持，并可以获得原卫生院该项工作经费的一部分，财政拨款先下拨到医共体总院，后下转至苍南康宁医院。此外，苍南康宁医院与医共体总院之间在强化优势学科互补，信息、资源共享，双向转诊机制建设等方面也取得了一定的成效。

(2) 改制民营综合医院参与医共体：安吉第二医共体。

安吉第二医院由原安吉县第二人民医院引进社会资本改制成营利性社会办医疗机构。安吉第二医共体牵头单位为安吉县中医院，成员单位包括安吉第二医院和 6 家基层卫生机构。安吉第二医共体委托安吉第二医院管理梅溪镇卫生院，形成“县中医医院—县第二医院—梅溪镇院区”的管理框架，并成立由县中医院、县二院（含投资方）、县卫健局、县医保局、梅溪卫生院等单位人员组成医共体理事会。其中，梅溪院区党支部仍隶属于县中医院党委，党建党务工作由县中医院负责指导，药品、耗材、物资采购由县中医院负责，与县中医院在财务上实行“一本账”管理。县中医院选派多于其他成员单位的中高级职称医务人员到安吉第二医院，重点提升学科建设和管理水平。安吉第二医院承担安吉第二医共体对梅溪镇卫生院的业务管理职能和相关绩效考核任务，参与农民免费体检、责任医生签约等公共卫生服务工作。安吉县第二医共体设定县域就诊率、体内转诊率、梅溪卫生院工作成效、两费控制情况、梅溪卫生院职工满意度等指标，会同安吉二院制定绩效考核方案，根据绩效考核成绩确定双方超支分担或结余留用比例。

3. 协作模式

该模式可以细分为“协作单位”型和“协议合作”型。两者的共同点在于：县级公立医院作为医共体牵头单位与社会办医疗机构签订合作协议，双方优势互补、共建共享；两者的区别在于：前者中社会办医疗机构作为协作单位，正式成为医共体成员单位，后者中双方的协议合作范围主要集中在管理、技术、专科等领域，社会办医与县域医共体总院、分院的合作更加松散。

（1）“协作单位”型。

义乌市积极探索公立医院与社会办医疗机构协作模式。浙大四院与如宾老年病医院，中心医院与中西医结合医院，中医医院与普济骨伤科医院签订技术合作协议，社会办医疗机构挂牌成为医共体协作单位。以义乌市中心医院与中西医结合医院的合作为例，双方在保持所有制性质、人事管理、人员隶属、资产权属和投入渠道、财务管理不变的基础上，在医共体内实现：①制度共享，义乌中西医结合医院邀请中心医院医务科、质控办、护理部等科室对相关制度建设进行培训，与义乌市中心医院实现同质化管理；②设备共享，中西医结合医院与市中心医院开通影像、心电、检验、病理等医技检查远程诊断业务，将部分消毒能力有限的医疗设备，送到市中心医院进行消毒；③知识共享，中西医结合医院医务人员参加中心医院的线上、线下及继续教育培训，选派重点业务科室骨干到市中心医院进修，同时邀请市中心医院专家来院进行教学查房、疑难杂症会诊、复杂手术和业务培训；④技术共享，中西医结合医院针对自身对脑卒中康复重点科室建设的需求，主动与市中心医院神经内科、神经外科、ICU 等科室对接，成立中心医院高级脑卒中中心分中心；⑤资源共享，建立双向转诊渠道，开放绿色通道。

衢州江山市积极推动大型民营医院融入医共体试点。建立“医共体总院、民营协作医院合力下沉”的模式，江山市人民医院医共体及新塘边分院、江山市中医院医共体及上余分院，分别与市域内最大的民营非营利性医疗机构贝林医院，签订了医共体协作单位协议书。贝林医院作为医共体协作单位，发挥学科优势，抽调业务骨干组建下沉专家队伍，结合基层所需精准下沉，每周赴两家医共体分院开展坐诊。两家医共体分院为贝林医院下沉专家诊疗排班提供便利，将贝林医院下沉专家排班纳入本院排班资源予以统筹安排，医共体协作医院下沉专家与医共体牵头医院下沉专家享有同等待遇。在医共体协作单位与医共体牵头医院之间，江山市人民医院向贝林医院开放了市域医学检验、影像诊断、病理诊断、心电诊断、消毒供应五大共享中心，显著提升了贝林医院检验、影像、病理、心电诊断等工作效率及质量。在医共体协作医院与医共体分院之间，贝林医院的大型设备优先供上余分院、新塘边分院使用，专家号源优先向两家分院开放，并向两家分院建立了医疗救治绿色通道，健全了双向转诊工作机制。（具体做法详见案例四）

（2）“协议合作”型。

2019 年 11 月 1 日，浦江怡宁黄锋精神专科医院与浦江县人民医院签订《医共体建设协议》（浦江怡宁黄锋精神专科医院为温州康宁医院旗下分院）。合作内容包括黄锋精神专科医院专家每周定期在医共体牵头医院开设精神专科门诊，指导医共体成员单位开展辖区严重精神障碍患者信息管理、分级评估和患者随访等基本公共卫生服务工作。医共体牵头医院定期安排内外科专家到专科医院参与查房、门诊等医疗工作。医共体成员单位承担精神科患者的后续随访。浦江怡宁黄锋精神专科医院陪同参与卫生院的随访工作，对基层精神卫生进行科普培训，但相关工作无法获得财政补贴。双方专家互派纳入正常工作时间，医院出资给予补贴。

2020 年 6 月 28 日，嘉兴桐乡市第一人民医院作为集团的牵头单位，与浙江双箭橡胶股份有限公司、桐乡和济颐养院有限公司进行了医疗技术三方合作签约。和济颐养院存在专业技术人员、高级生命支持设备缺乏等短板。为此，市一院选派一名经验丰富的主任医师，对和济颐养院的医养结合病房进行技术指导，和济护理院以定向捐赠（经红十字会）的方式向市一院购买服务。同时，双方畅通双向转诊体系和住院、检查等绿色通道体系，为有转诊和住院服务需求的老年患者提供更加便捷、优质的医疗服务。通过合作签约，提升了民营机构的医疗能力和水平，同时提升了基层养老服务资源社会供给水平。

2020 年 12 月 4 日，浙江雅达国际康复医院与桐乡市一院医疗集团合作签约，主要针对老年人心脑血管疾病急重症的抢救支持，开通绿色通道。通过两院的学科特色，实现优势互补。

4. 其他模式

（1）医共体“中医药一体化”。

2019 年，永康市依托“互联网 + 物联网”创新推出了医共体下“中医药一体化”互联服务，以市中医院为龙头，整合两个医共体所有基层成员单位及其所属村卫生室（社区卫生服务站），完善从开药、抓药、煎药，最后寄送到患者家里一整套流程的一体化工程。2020 年，龙川家医院和方大瑞金医院 2 家民营医院先后加入全市中医药一体化体系，实现了永康市医共体建设向社会办医机构的延伸。截至 2020 年底已覆盖 1 家市直医院、2 家民营医院、15 家镇街区卫生院以及 183 家服务站、村卫生室，受益人口达 73 万人。

（2）区域专科联盟建设。

宁波在社会办医疗机构综合能力有所欠缺、因体制限制无法整体融入县域医共体建设的前提下，积极支持社会办医疗机构参与全市专科联盟建设。截至 2020 年 12 月底，全市共有 13 家社会办医疗机构参与专科联盟建设。其中，明州医院、慈林医院因医院规模较大、综合服务能力较强，共参与4个专科联盟建设。

（3）健共体模式。

宁波象山县充分利用社会办医疗机构在康健、养老等医疗领域的专业性，由医共体牵头，整合区域康复医疗资源，实现由“医共体”向“健共体”的转变。宁波市第九医院医疗健康集团与宁波星健养老服务有限公司签订《医养合作协议》，组建宁波市第九医院医养合作创新基地，提升区域养老服务能力。

（二）浙江社会办医参与县域医共体建设经验

县域医共体建设是一项全局性的系统改革，目前公立医疗体系内部涉及医保、人事、薪酬、岗位、价格等政策问题仍在持续细化和完善。由于社会办医的性质与公立医疗机构所有制性质上的根本不同，在现有体系框架下，无法与公立医疗机构在一个医共体集团下进行完全充分的人、财、物共享及统一管理。而且，县域范围内的社会办医疗机构规模普遍偏小、专业服务能力有限，不满足医共体集团整体稳定发展及统一管理规划的基本要求，也少有符合资格可以作为牵头单位组建医共体的社会办医疗机构。目前，各地都还在探索社会办医疗机构融入县域医共体建设的做法，牵头医院和成员单位之间仍在不断沟通和磨合，但也初步形成了一些经验。

1. 瞄准紧缺医疗服务短板

发展特色专科不仅是社会办医取得发展立身的根本，也是融入县域医共体建设的关键。在老龄化趋势越发严峻的背景下，康复护理、医养结合成为社会办医的热门投资领域。目前，在浙江的社会办医院中，专科医院占据45%的比例，按照数量排名依次是口腔、康复、眼科、骨科、妇产科和医美医院。2020年3月，中共中央、国务院《关于深化医疗保障制度改革的意见》明确要求“补齐护理、老年科、精神科等紧缺医疗服务短板”。结合各地实践和调研发现，精神科、康复护理、医养结合等领域是社会办医参与县域医共体建设的主要切入口。浙江以嘉兴、湖州为代表，正在加快整合区域内要素资源，积极引入社会资本，统筹推进医、康、养“三位一体”融合高质量发展，鼓励（公建）民营养老院、护理院加入县域医共体，或鼓励民营康复专科医院牵头卫生院，打造县域康养医共体。

值得注意的是，近年来中央和地方相关政策正在引导一级、二级医院向护理院、康复医院转型，鼓励乡镇卫生院和社区卫生服务中心设置康复医学科，增加提供老年护理、康复服务的床位。可以预见，未来县域医共体将在居民康养方面承担重要责任，如果不能处理好社会办医养结合机构和基层医疗卫生机构转型发展的关系，双方各自为战，可能会在康复护理、医养结合领域造成重复建设和激烈竞争。

2. 积极参与县域公共卫生服务

新冠肺炎疫情的暴发提升了各地对公共卫生服务的重视程度，也暴露了一些地方基层公共卫生服务基础薄弱、人才短缺的问题，这为社会办医参与县域医共体打开了窗口。随着疫情防控进入常态化，社会办医疗机构数量大、业务转换灵活、医疗资源利用率不高等特点使其在全民疫苗接种、核酸检测服务、流行病学调查、隔离点值护、执行转运任务等健康防线领域的补充作用凸显，成为县域医共体防疫工作重要的补充力量。

同时，与竞争激烈的医疗服务领域相比，社会办医在公共卫生服务领域参与县域医共体，也容易获得公立医疗机构更大的包容空间。例如温州苍南，将原本属于疾控条线的精神卫生管理工作及配套经费，通过医共体建设交由民营精神专科医院承担，使医共体内的基层卫生院获得了更专业的业务指导。这种合作模式优化了区域内医疗资源，提高了财政资金的使用效率，具备一定的复制推广价值。（详见案例五）

3. 建立长期有效的合作关系

地方政府鼓励社会办医参与县域医共体建设，一方面是为了构建县域内多元化多层次整合型医疗卫生服务体系，更好满足基层群众医疗健康需求，另一方面也是进一步深化医药卫生体制改革的重要工作任务。社会办医对此有着比较清醒的认知，并乐于把握政策机遇，成为医共体建设的重要参与者。例如在各地调研中，多位社会办医疗机构负责人明确表示出“知道很难，但不妨一试，关键看政府有没有具体的支持政策”的态度，一些投资方甚至表示可以暂时接受调整改革期间的经济损失，最担忧的反而是被政府规划和公立医疗体系排除在外，失去参与的机会和空间。此外，获得“社会影响力和美誉度提升”也是社会办医参与县域医共体的关键考量因素，高于对“业务量增加”的诉求。因此，浙江的许多社会办医机构有意识地和当地医共体保持长期的合作关系，即便无法融入紧密型医共体建设，也有助于建立互信。

但与社会办医方面偏积极的态度相比，政府卫生健康行政部门和公立基层医疗机构对社会办医参与县域医共体的态度总体比较谨慎，甚至有一定畏难情绪。这主要是因为社会办医与公立医疗机构在不同体制和机制下要完全实现人财物统一管理，无法通过行政命令方式实现政策目标，各方必须进行利益妥协，并需要政府充分发挥组织协调作用，工作难度较大。

三、浙江县域医共建设代表性案例

（一）案例一：湖州德清县医共体医保改革①

作为浙江省首批县域医共体建设的试点县，浙江省首批“三医联动”“六医统筹”集成改革工作试点县，德清县自2017年起，在

① 本案例部分转引自《健康报》医保专版头条文章《当县医保改革走进县域医共体》，2022年10月10日版。

全省率先开展了县域医共体建设。县委、县政府高度重视医改工作，成立德清县医药卫生体制改革领导小组以及县域医共体管理委员会，全面推进德清医共体的发展。国家卫生健康委卫生发展研究中心医疗体系部主任黄二丹指出“德清医共体在全国具有示范效应，它是在发达地区资源相对薄弱的区县实现的县域医疗卫生服务体系改革”。从第一阶段完善治理体系，实现社会办医的有效融合和转型，再到第二阶段解决县域医保基金整体打包问题，目前，德清已完成医共体试点的 2.0 版本，正朝着 3.0 版本迈进。

支付方式改革是提高医保基金使用效率、控制医疗费用不合理上涨、增强医疗机构成本意识的重要手段。近年来，浙江省德清县依托紧密型县域医共体建设，通过垂直的紧密型管理，提高医共体内部医保控费积极性，持续推进医保支付方式改革，收到明显成效。2018—2021 年，德清县医保基金支出年增长率均低于全省平均水平，累计实现县域医保基金结余 2.5 亿元，医共体考核结余留用累计 2.15 亿元，职工医保、城乡居民医保的县域政策范围内住院报销比例分别达到 87.94% 和 70.97%。

1. 创新医共体医保支付方式

在紧密型县域医共体建设中，德清县探索将城镇职工和城乡居民参保人员年度内本地和异地就医所发生费用的医保基金包干给医共体。按照“以收定支”原则，德清县根据医保基金当年预测筹资总额、上年度基金支出总额、当年基本医疗保险工作领导小组确定的基金支出增长率、上年度各医共体基金支出额占比，来确定医共体医保基金预算总额。同时，通过科学测算人头支付标准，德清县创新性地将人头月支付标准分为“60 周岁及以下”和“60 周岁以上”两类，年龄大的支付标准稍高，避免了人头月支付标准“一刀切”。

在医保总额“打包”机制下，年度决算时参保人员在县域内其他医共体就医的，由医共体之间交叉结算，其中住院医保费用按 DRG（疾病诊断相关分组）点数法交叉结算。参保人员在统筹区外发生的住院医疗费用按实结算，相应的住院医保基金支出从所属医共体年度预算中扣减。值得一提的是，在“打包”模式下，各个医共体年度预算总额有结余时，结余部分的70%直接留用，30%在考核后留用；如果超支，以超支部分的85%为基准，医共体实际分担比例与医共体考核结果挂钩。

2. 提升县域健康服务能力

提升医疗机构医疗技术水平是实现分级诊疗的关键。县域内各基层医疗卫生机构能力薄弱，难以得到辖区群众的认可，造成了“小病去县城、大病去县外”的现象，医保基金使用难以控制。针对这一痛点、难点，德清县通过下好“三手棋”，不断强化能力建设。

（1）提升牵头县级医院医疗服务能力。

德清县开展紧密型医联体建设和县级强院建设，借助省、市级医院技术能力的支撑，逐渐提高县域医疗技术水平，重点提升外出就诊率较高病种的诊疗能力。为了提升专科能力，德清县近年来先后成立卒中中心、胸痛中心等诊疗中心，开展新技术、新项目42项，成功创建省级重点专科4个，市县级重点专科13个和重点学科15个，县域内病例组合指数（CMI）由2017年的0.746上升到2021年底的0.8601，三、四级手术占比由2017年的9.19%上升到2021年底的24.58%。

县域医疗服务能力的提升，带来了病种结构和患者流向的变化：冠状动脉粥样硬化性心脏病、脑梗死等疑难复杂病种次均费用合理上升，肺炎、白内障等常见病住院次均费用则呈下降趋势，同时县域外就诊患者回流明显。

（2）加强医防融合，健康管理前置。

德清县探索建立县域医防融合新机制，医共体设立公共卫生管理部，成立心脑血管病、糖尿病、肿瘤、呼吸疾病、口腔疾病5个慢病防治指导中心；60名县级专科医生常驻基层全专联合门诊和慢病一体化门诊；110名县级专科医生融入家庭医生签约团队，10名高年资主管护师驻点村卫生室，统筹开展家医签约服务、慢病管理等工作。

德清县创新基层慢病用药管理，实施高血压、糖尿病、高血脂部分基本药物免费使用项目，目前共有 12 种免费药物；开展老年人流感疫苗接种、重点人群直肠癌免费筛查等项目，分别惠及 5.6 万和 1.87 万名群众。

（3）“一站式”服务，提升就医体验。

医共体设立连续医疗服务中心，建立县域内统一的住院床位池、专家号源池、设备池，提供省、县、镇三级医疗机构转诊、专家联系、病床调配、入院检查、出院回访等服务。医共体设立健康管理中心，实现受检者与患者分流、设备专用、专人引导，提高健康数据应用效率，提供健康体检、检后回访、个性化复检等闭环服务。

3. 加强“同向”考核监管

对于一体化管理的紧密型县域医共体来说，强化考核监管是激发内生动力、加强医疗医保协同的有效途径。

（1）加强医共体医保付费绩效考核和基金监管。

医保付费绩效考核主要包括医疗服务下沉基层情况、住院次均费用控制情况和 DRG 管理水平等指标。基金监管主要包括医保智能审核、违规行为查处等，旨在引导供方医疗行为。2021 年，德清县医保基金结余约 1.28 亿元，经考核结余留用约 1.14 亿元，结余留用率约 89%。

（2）完善医共体运行绩效考核办法。

德清县重点对医共体建设、分级诊疗落地、医保基金流向、公立医院高质量发展、基层医疗卫生机构能力提升等方面进行考核，考核结果与医共体书记、院长年薪以及医共体绩效工资总额、领导班子任免等挂钩。2021 年，人员支出在公立医院业务支出中占比达到 45.36%。

（3）推动医共体内部绩效分配管理，开展医共体医保行业自律建设。

德清县建立公益性导向的“234”薪酬分配机制，即两个层级

（县级医院与卫生院）、三项考核（县级医疗机构为 DRG、KPI、成本控制考核；基层医疗机构为公共卫生、基本医疗、综合管理考核）、四类分配（月、季度、年度、单项），推动医共体精细化、长效化管理。同时，德清县加强医保结余留用资金分配管理，明确基层留用占比不低于 30%；提高低年资和乡村医务人员待遇，公立医院与乡镇卫生院年均收入比从 2∶1 缩小到 1.5∶1。

（二）案例二：宁波鄞州区医共体运行机制创新

2018 年，宁波市印发《关于全面推进县域医疗卫生服务共同体建设的实施方案》，自此开始全面推进医共体建设，宁波市医共体建设以县区级二甲级以上医院为核心，乡镇、社区卫生服务中心为主要成员单位，一并纳入政府或集体建立的村卫生院与卫生服务站，同时也鼓励民办非营利性质的医疗卫生服务机构积极加入。截至 2021 年，全市范围内已建成医共体 25 个，极大促进了本市内部人才流动、资源共享，有力推动了宁波市整合型医疗卫生服务体系的构建。

鄞州区作为浙江省首批医共体建设试点县（市）之一，其医共体建设自 2018 年末启动，于 2019 年正式全面展开，截至 2021 年，全区基层就诊率 66.54%，县域就诊率 94.57%，已经形成成熟、可供其他省市借鉴的区域经验。鄞州区医共体建设，重点针对医疗卫生管理体制、运行机制进行创新改革，区域内医疗资源上下融通、流动，区域内整体医疗卫生服务效率有了明显提升。建设以政府为主导、基层为重点、预防为主要、卫生健康事业统筹发展为前提，坚持区域内医疗资源相互融合，实施集团化、一体化管理，帮助区域内不同医疗卫生服务机构实现优势互补，推动完善医共体内部、医共体之间以及医共体与其他医疗卫生服务机构之间的分工协作机制，促进外部优质资源对接医共体，保障区域内卫生健康事业可持续发展。表 6-1 从治理机制角度出发，对医共体建设过程中各关键要素进行归纳[①]。

表 6-1 宁波市鄞州区县域医共体治理策略与治理特征

治理要素		主要举措	治理特征
内部治理	决策控制机制	唯一法人组织架构或按独立事业单位统一法人登记；党委领导下的院长负责制；医共体内部六大项统一管理	纵向等级体系；享一定自主经营权
	服务运行机制	服务能力清单制，明确职责、分工、协作；医学技术与服务资源共享；财务集中核算、统筹运营；药品耗材统一采购、使用、配送、支付；动态调整各层级医疗服务价格	资源共享；依能定供；分工协作
	经济补偿机制	“建设发展靠政府，运行补偿靠服务”落实公立医院经费；“专项补助与付费购买相结合、资金补偿与服务绩效相挂钩”落实基层医疗卫生机构经费；公共卫生、计划生育和签约服务等项目为政府按清单购买服务，资金拨付与服务绩效挂钩；医保总额预算管理，结余留用、超支分担	政府补贴；政府合同；绩效引导；市场收入；以经济引导服务转型
	用人机制	编制统一、分类管理、岗位管理；岗位设置清单与岗位管理细则；探索根据业务量变化合理配置人员的柔性人事管理模式；医共体间人员流动由行政部门管理	政府委任；岗位聘任；内部柔性调控；外部流动管控
	激励机制	工资总量核定；内部薪酬分配自主权；负责人年薪制；探索实行全员目标年薪制	总量管控与内部竞争调配相结合
	监督机制	规章制度、质量管理等统一管理	规章制度型监督
外部治理		政府牵头、相关部门负责人组建医共体管理委员会；要求建立医共体间合作机制；信息公开制度	“管办分开”；多利益主体参与

1. 鄞州区医共体运行模式

鄞州区医共体建设由该区人民医院、第二医院两家医院牵手区内二十家镇卫生院、街道社区卫生服务中心，组成管理、服务、责任以及文化共同体，医共体内部成员人、财、物全面整合，并将原政府办社区卫生服务办、村卫生室一并纳入医共体实施一体化的两

① 赵凌波．宁波市县域医共体治理机制改革实践及优化策略分析：基于新公共服务理论视角［J］．中国卫生质量管理，2021.

级管理。

（1）区级层面。

成立专门的医共体管理委员会对区医共体进行统一的建设管理。该管理委员会由区委、区政府带头建立，参与成员包括但不限于卫生健康、编制、财政、人力社保等部门与乡镇（街道）。委员会主要负责医共体的宏观建设、人事与制度安排、财务支出以及项目实施监管等重大事项。同时，医共体管委会于医卫生健康局下设办公室，由医卫生健康局主要负责人担任主任一职，主要负责医共体的日常运行监管，人事绩效考核以及内部规章制度的制定落实。

（2）医共体层面。

在两所牵头医院的原党委与行政管理班子的基础上，另组建医共体专属的党委与行政管理班子，作为医共体以及两所牵头医院共有的决策执行机构。原则上将医共体成员单位法人资格保留，实施由牵头医院负责人担任唯一法人的组织架构。保持医共体内部各成员基本功能定位不变，实施扁平化管理。

2. 具体成效

（1）创新医疗卫生管理体制。

鄞州区按照管办分开、放管结合的要求，强化政府对医共体的宏观管理，同时在微观管理事务上放权，对传统政府办医体制进行改革，厘清医共体内部各成员单位的权责边界，健全医共体内部的组织结构、管理制度，落实医共体日常管理的自主权，激发医共体发展活力、动力。同时健全医共体治理结构，加强医共体运行发展过程中党的领导，建立医共体纪检监察机制，对医共体党政班子的权责落实情况进行监督，健全考核问责机制，在医联体内部实施医共体“八统一”管理，确保医共体建设发展方向的精准、管理效率的提高。

（2）改革医疗卫生运行机制。

鄞州区医共体建设从五个方面着手，改善区域内医疗卫生运行机制：其一是完善财政投入政策，明确医共体内部各层级的财政事权与支出责任，将区财政补助资金统一拨款给医共体，促进内部人财物全面整合，提高资金使用效率；其二是建立人员统筹机制，医共体人员由医共体统一招聘管理，实行模块化培训与轮岗机制，人事档案由牵头医院统一管理，优先保障基层用人，资源向基层倾斜，减弱大医院对于人才的虹吸现象；其三在于推进薪酬制度改革，打破平均主义，激发医务人员工作积极性，实施优绩优酬；其四是建立健全绩效评价机制，制定与医共体相匹配的年度绩效评价考核办法，并将考核结果与干部薪酬、财政投入、奖惩挂钩；其五是理顺医疗服务比价关系，确保“医共体良性运行、医保基金可承受、群众负担不增加”。

(3) 完善医疗卫生服务体系。

鄞州区以医共体建设为契机，优化区域内医疗卫生资源配置，发挥政府的宏观调控作用，加强医疗卫生资源的整合程度，促进区域内医疗医院均匀覆盖、城乡医疗服务水平均衡发展。同时，鄞州区在医共体建设过程中着力促进区域医疗卫生资源共享，完善现有分级诊疗机制，在不同医疗卫生机构间打造畅通的转诊通道，促进不同机构之间的生态合作，打造互利共赢的利益共享机制，实现资源共享与服务的高效协同，提升区域综合医疗卫生服务能力。

(4) 打造智慧健康服务模式。

鄞州区以区域健康信息化平台为基础，建立包括区域电子病历、区域财务、区域人事等多方在内的区域型新系统。加快医疗卫生行业内“互联网+”的发展，深化“互联网+医疗健康”的运用，以医疗卫生服务行业“最多跑一次”为依托，探索高效智能的诊疗服务形式，发展线上、远程医疗服务与线上分级诊疗，医疗卫生服务领域推广人工智能技术的运用。同时，也大力推广医疗卫生领域内的数字化监管，对医疗卫生服务实施全过程进行监管分析，做到事前提醒、事中监督、事后审核。

（三）案例三：嘉兴海盐县医共体职称评价体系

2019年以来，海盐县积极推进卫生职称制度改革，加强医共体职称评价体系建设，不断完善医共体内卫生高级专业技术资格自主评聘，逐步形成了“控指标、严标准、重能力、强考核、择优聘”的“海盐方案”。

1. 创新职数设置，释放“岗位选人”强烈信号

全面实施医共体内卫生高级专业技术资格自主评聘以来，在县委编办、县人力社保局、县卫生健康局三部门协同推进医共体卫生高级职称评审制度改革，按需设岗、按岗聘人模式逐渐清晰。

（1）保障岗位数量，落实政策倾斜。

在全市率先实行编制备案制管理的基础上，2019年、2020年重新分类核定县人民医院集团、县中医院集团的人员编制合计新增655名，其中总院新增备案编制577名、各分院新增事业编制78名。同时将集团各分院作为一个整体，高级岗位按照总院岗位比调控要求核定，新增高级岗位97个。新增的高级岗位由医共体内统一使用，主要向分院和临床一线倾斜。

（2）加强整体筹划，科学分配职数。

充分调研近5年评聘情况，着力解决分院岗位职称不对等、总院发展空间不均衡等问题，保证医院的可持续发展。一是建立医共体集团内“1+1”评聘职数设置，即将总院作为一个单位，将各分院作为一个整体，各分院不单独进行职数设置。实施岗位评聘三年计划，年度职称晋升评审推荐人数按医院空缺岗位的4∶3∶3分配。同时，明确医、护、技不同岗位的晋升分配比例，正高岗位按临床医师类60%、护理类30%、医技药剂类10%；副高岗位按临床医师类58.8%、护理类28.8%、医技药剂类8.9%、非卫技类3.5%。

（3）突出政策导向，落实两个优先。

一是对引进人才、调动人员及参与援疆、援藏、援青、援外等专业技术人员晋升职称进行明确政策，设立评审委员会常设机构，做到随到随聘、评聘结合。同时对中西部帮扶时限、特殊紧缺岗位进行加分，并根据分院工作性质不同，把参与创建迎评类工作作为加分项目。二是制定海盐县医疗卫生集团人员统筹使用指导意见，建立总院职工到分院评聘和服务承诺制，参评人员承诺到分院服务3年以上即可聘任，推进集团内部人员有序合理流动，积极促成总院得晋升、分院提能力的双赢局面。

2. 创新培养模式，实施“一下两上”进修计划

按照《关于印发嘉兴市县及以下卫生高级专业技术职务任职资格评价条件（试行）的通知》（嘉人社〔2018〕71号）要求和推进医共体“一家人”建设需求，不断完善医共体人员统筹使用机制，实施晋升高级职称周期“一下两上”进修计划，纳入卫生高级职称评聘要求范围。

（1）总院下分院开展服务。

建立总院到分院激励机制，形成人才柔性流动，确定总院职工晋升高级职称需在分院服务1—3个月。依托建立“全一专科”门诊，采取一对一“师带徒”的形式开展，总院专科医生在分院常态化排班，分院指定专人跟师学习。目前有40位资深医师每月定期赴分院服务，为分院提供技术支持与帮助。总院对专家建立考核评价机制，将带徒和服务落实情况，作为集团晋升人员柔性流动的一个重要抓手。同时通过此举，患者既能接受总院的专科诊疗服务，又享受分院的优惠医保政策。

（2）分院上总院跟班学习。

集团每年结合分院人员晋升下达分院赴总院年度跟班学习计划，同时建立1+1的跟班学习模式。通过明确目标，压实担子、最终考核，着重提升专业技术服务能力，主要是一些空白技术能力的培养学习和薄弱专业技能的提高，通过“缺什么学什么，弱什么补什么”，全面提高个人的临床思维能力和诊断能力，着力提高分院整体医疗技术水平。

（3）总院上沪杭医院进修。

总院晋升高级职称前要求赴三甲医院进修，进修坚持专科化、精细化、差异化原则，在原专科基础上进一步优化提升，进修前要求对进修计划、进修目的及回院后开展学科工作设想进行阐述，提交院部审核讨论同意后安排进修。进修期满提交进修总结，进修3个月以上的要求3年内申报完成院级以上课题1项，二级以上论文1篇，完成新技术新项目1项，院部建立考核机制，对未完成指标的扣除相应绩效。通过晋升前的进修进一步提升医疗技术水平。

3. 创新推荐工作，实施“德—能—绩”依次考核

根据省《关于全面下放卫生高级职称评聘权限推进医疗卫生单位自主评聘改革的通知》（浙人社发〔2018〕29号），出台了海盐县医共体高级职称评聘办法，在省意见的基础上，前置了临床实践能力考核项目，形成了以“德、能、绩”为核心的参评对象考核内容及流程，保证择优推荐评审对象。

（1）德能考核一票否决。

把政治思想表现、医德医风、工作态度、工作成绩、科研能力学术水平等方面则纳入定性考核范围，充分发扬民主集中制，评审前由集团卫生高级职称推荐委员会组织对实践能力考核合格人员进行科室民主测评和相关职能科室测评，测评的内容包括医德医风、工作态度、专业理论知识、工作成绩、科研能力学术水平及解决复杂疑难技术问题的能力和引进吸收新技术的能力共七个方面的评价，广泛听取各相关职能科室评价反馈，民主测评低于80分的直接淘汰。

（2）前置临床实践能力考核。

为确保职称与临床能力对等，在聘任前增设“专业实践能力考核”项目，外科进行专科Ⅲ类以上手术考核；内科进行专科疑难病例分析考核；护理需一个晋升周期内负责科室CQI等持续质量改进项目至少一项，主持护理床边三级查房和（或）考核护理管理知识点；医技科室人员为心肺复苏操作考核。特别是为确保考核全面性公平性，同时不影响科室工作，外科手术考核以现场考核和手术录像回放评定相结合方式进行，由考核领导小组全场进行监督，现场考核除专家组成员外还邀请院感科、药剂科参加。临床实践能力考核不合格的直接淘汰。

（3）综合素质量化打分。

全面考量参评人员综合素质，区分平时表现和年度考核两项实绩表现，细化了8类17个考核指标。合理评价专业工作时数，明确推迟晋升各项标准，每年因责任制时数、夜班率和出勤率不合格的人员，直接取消资格，不进入集团评审委员会讨论。重视医疗质量、医疗安全、合理使用抗生素，设立一票否决项，对晋升期内出现丙级病历的医生、晋升当年度抗菌药物使用考核不合格者作出一票否决。同时，明确在量化得分相同情况下，考虑成绩有效期、工龄长短及学历高低进行优先推荐。

2019年，海盐县人民医院、县中医院两个医共体集团完成卫生高级职称自主评聘，在晋升高级职称周期综合评价的基础上，通过评聘阶段专业实践能力考核、德行评价、实绩量化打分三个前置推荐环节，进入评审前淘汰58人，占总参评人员近46.8%，注重实绩、竞争择优的用人导向更加鲜明，进一步调动和激发了卫生专业人才积极性，为海盐医疗卫生事业发展注入了新的生机活力。

（四）案例四：衢州江山“医共体总院、民营协作医院合力下沉”模式

在江山市卫健局的积极协调下，市域内最大的民营非营利性医疗机构贝林医院作为协作单位，分别与江山市人民医院医共体及新塘边分院、江山市中医院医共体及上余分院签订医共体协作单位协议书，建立了“医共体总院、民营协作医院合力下沉”的模式。

1. 主要做法

（1）理清边界建机制。

2018年，江山市委市政府发布《江山市医疗卫生服务共同体

建设实施方案（试行）》，规定“市内非营利性民营医疗机构以协作单位形式参与两个医共体建设”。在江山市卫健局的积极协调下，江山市域内最大的民营非营利性医疗机构贝林医院作为协作单位，分别与江山市人民医院医共体及新塘边分院、江山市中医院医共体及上余分院签订医共体协作单位协议书，在保留所有制性质、人事管理、人员隶属、资产归属和投入渠道不变的情况下，遵循“权责明晰、功能互补、业务协同、共同发展”的原则，重点围绕医疗卫生业务一体化发展，在医疗质量、学科建设、资源配置、绩效考核方面与两家医共体分院开展全方位协作，共同推进基层医疗卫生服务能力提升，共同构建系统、科学、有序的分级诊疗体系。

（2）融合排班促提升。

贝林医院充分发挥学科优势，抽调业务骨干组建下沉专家队伍，结合基层所需精心制定下沉工作方案，派出以呼吸内科、消化内科、老年科、康复科等基层急需的中级及以上职称的慢性病诊疗专家团队，每周赴两家医共体分院开展坐诊、查房、带教。截至2020年底，贝林医院专家已累计下沉查房102人次，为两个分院开展医务人员培训66人次。两家医共体分院为贝林医院下沉专家诊疗排班提供便利，将贝林医院下沉专家排班纳入本院排班资源予以统筹安排，使医共体协作医院下沉专家与医共体牵头医院下沉专家享有同等待遇。贝林医院下沉专家下沉至医共体分院后，上午门诊和带教查房，下午为基层医务人员上课，上课期间还专门设立了答疑解惑环节。通过紧密协作，医共体协作单位不仅与医共体分院间建立了良好的合作关系，还大大缓解了医共体牵头医院基层排班、带教查房中存在的人力资源紧张局面，显著增强了两家医共体分院的医疗技术水平，提高了市域医疗卫生服务效率。

（3）资源共享提效能。

贝林医院与江山市人民医院医共体、中医院医共体协作关系建立后，促进了区域医疗卫生资源共享，提高了医疗卫生资源的有效利用率。在医共体协作单位与医共体牵头医院之间，江山市人民医院向贝林医院开放了市域医学检验、影像诊断、病理诊断、心电诊断、消毒供应五大共享中心，显著提升了贝林医院检验、影像、病理、心电诊断等工作效率及质量。在医共体协作医院与医共体分院之间，贝林医院的大型设备如1.5T核磁共振、西门子16排CT等优先供上余分院、新塘边分院使用，专家号源优先向两家分院开放，并向两家分院建立了医疗救治绿色通道，健全了双向转诊工作机制，危重病人上转更加及时，恢复病人下转更加顺畅。

(4) 错位发展促融合。

贝林医院充分发挥自身呼吸内科、消化内科等优势学科，结合上余分院、新塘边分院所需，重点从呼吸内科、消化内科等方面对两家分院进行重点帮扶，与市人民医院、中医院实施错位发展，与江山市人民医院、中医院形成了功能互补、业务协同、共同发展的整体效应。

(5) 守牢底线促规范。

严格执行法律法规规定，按照诊疗规范进行诊疗，在病人上转、下转的过程，按照病情转诊，不准给予任何物质利益。贝林医院专门召集准备下派的医生进行座谈，要求医生严格遵守“九不准”，尽自己所能，全心全意为卫生院的病人提供服务，能够在医共体分院解决的尽量在当地解决，需要进一步上转的病人，充分考虑病人意愿。自协作关系建立以来，未发生一起关于医共体协作医院下沉医生在医共体分院违反医德医风的投诉。

2. 初步成效

(1) 弥补医共体总院资源不足的矛盾，更快提升基层能力。

以下沉排班为例，因医共体总院资源有限，在各分院的排班频次上不能做到日日排班，在医共体总院、民营协作医院的合力下沉模式下，通过交叉排班，实现资源互补，有利于基层做强。2020年受疫情影响，绝大部分分院业务有不同程度下滑，但合作的相关分院业务提升速度高于医共体一般的分院，1—11月新塘边分院住院人次增幅15.28%，上余分院增幅22.22%，均明显高于两个医共体分院平均水平。

（2）推动医共体多元化发展，提高改革影响力。

江山市试点推动大型民营医院融入医共体后，对医疗改革的认知逐步从公立系统内部整合转向市域内扩大整合，医共体的影响力、融合力、带动力进一步加大，也初步抵消了民营系统对医共体的重重忧虑和顾虑。

（五）案例五：温州苍南县民营精神专科医院参与医共体建设

为充分发挥社会办医疗机构作用，构建苍南县多元化多层次整合型医疗卫生服务体系，更好满足基层群众医疗健康需求，根据《中共苍南县委 苍南县人民政府关于印发苍南县医疗卫生服务共同体建设实施方案的通知》（苍委发〔2019〕34号）和《关于支持社会办医疗机构参与县域医疗卫生服务共同体建设的若干意见（浙卫发〔2019〕37号）》等文件精神，苍南县人民医院医共体响应国家政策，并依据医院自身特点率先在社会办医疗机构融入医共体方面进行了一些有益的探索。苍南康宁医院于2020年6月份和温州康宁医院苍南分院，根据双方的诊疗特色和学科优势，建立以医疗卫生业务一体化为纽带的医共体经营发展模式，苍南康宁医院作为一家民营医院正式加入苍南县人民医院医共体。苍南康宁医院是温州康宁医院旗下的一家分院，是以精神科为主的专科医院，近年在老年科、康复科方面有所发展。苍南县人民医院作为医共体牵头医院，是三级乙等综合性医院、温州医科大学附属医院，连续七年进入全国县级百强医院。两家医院的合作，充分发挥医疗资源效能，优化资源配置，形成上下联动、优势互补、资源共享的运行新机制。

1. “三原则”构建社会办医新体系

（1）自愿原则。

根据苍南县医共体服务能力和规模，苍南康宁医院按照自愿原则加入苍南县人民医院医共体。

（2）保留原则。

苍南康宁医院保留原法人主体，基本功能定位不变，其所有制性质、人员隶属、资产归属和投入渠道不变，财务实行独立核算。

（3）互利原则。

根据互利共赢原则，苍南县人民医院与苍南康宁医院在医共体的框架内建立人才、管理、服务、技术、品牌等方面协议关系，挂牌命名为“苍南县人民医院医共体康宁分院（苍南）”。

2. “三共享”完善资源利用新机制

（1）共享医疗资源。

完善县域共享医疗平台建设，打通县人民医院医共体与苍南康宁医院信息系统（HIS），实现数据互通，信息共享。苍南康宁医院加入县人民医院建立的医学影像、心电诊断、医学检验、病理诊断、消毒供应、超声诊断等共享中心，实现医共体内检验检查结果互认。县人民医院手术室、检查检验、大型医用设备等资源向苍南康宁医院开放，床位、号源和设备可统筹使用。

（2）共享质量管理。

县人民医院信息管理、医务、护理、院感、药事等管理中心，制定统一的技术规范、质量管理等制度，帮助苍南康宁医院建立健全内部质量管理体系，共同参与医疗质量管理、临床技术准入、药品规范化使用等管理，并定期组织督导。同时也给予党建、医院文化建设方面的指导和协作。

（3）共享科教培训。

县人民医院开放科教培训平台，将苍南康宁医院纳入《苍南县人民医院医共体培训方案》，协议开展人员进修、继续教育和相关业务培训。

3. “三强化”提升医防融合新水平

（1）强化重精公卫服务。

全面推进全专融合型家庭医生签约服务模式，根据《严重精神障碍患者管理服务规范》等相关规定，成立重精管理中心，挂靠康宁分院（苍南）。采取创新的“闭环式”管理理念，提供优质、全程、连续的医疗卫生服务。由康宁分院（苍南）组织开展学习，提升社区精防人员和责任医生的业务水平，更好地服务于患者。重精管理中心成立以来，共举办16场培训活动，培训人数达300余人次，大大提升了精防医生的专业水平和沟通能力。苍南康宁医院融入县人民医院医共体家庭医生县级专家团队，在县卫健局统一领导下，对基层卫生院精防专（兼）职人员开展业务培训，并进行患者随访评估、分类干预、诊疗服务等工作。

（2）强化医疗服务互补。

充分发挥苍南县人民医院与康宁分院（苍南）的诊疗特色和学科优势，加强相互支持，开展联合门诊和联合病房服务。苍南康宁医院派遣精神科专家协助县人民医院建设精神心理科门诊，县人民医院向康宁分院（苍南）老年、康复科提供技术指导。派遣麻醉科支持康宁分院（苍南）对精神分裂症和其他精神疾病开展无抽搐电休克（MECT）治疗；联合开展睡眠门诊和睡眠专科住院服务，提升了双方的技术服务能力。

（3）强化双向转诊服务。

按照合理、有序、规范、逐级转诊的原则，建立双向转诊机制，明确双向转诊科室沟通流程。通过市卫健委区域分级转诊平台，为患者提供优质转诊服务。加入医共体以来，康宁分院（苍南）为21位患者开通绿色通道，解决有危害他人安全行为或倾向的患者的收治问题。苍南人民医院也为苍南康宁医院转送的多名危重患者开通了绿色通道，为患者争取了宝贵的抢救时间。建立院间会诊制度，畅通沟通交流平台。

4. “三提高”验证可行性和正确性

（1）提高体检率和复评率。

康宁分院（苍南）负责重精管理中心后，和各卫生院签订医疗合作协议，卫生院体检和康宁分院（苍南）就诊两者结合，大幅度提高精神疾病患者每年体检和复评率，更好地掌握精神障碍患者的现状，保障精神患者的身体健康和用药安全，减少患者因病导致的社会危害事件的发生。截至 2020 年 11 月底，体检患者达 2459 名，其中乡镇体检 1776 名，院内体检 683 名，体检率达到 50.1%，预计 2020 年可以达到近 60%，在 2020 年疫情的影响下，体检率较 2019 年的 38.2% 不降反而有显著提升。

（2）提高随访率。

加入医共体家庭医生县级专家团队，深度参与患者随访，截至 2020 年 11 月底，专业医生参与面对面随访 1000 余次。并通过电话或微信、QQ 等方式进行联系指导，及时解答基层工作人员及患者监护人提出的疑点和难点问题，并对患者现场复核评估。

（3）提高规范服药率。

响应国家政策，为保障特困供养人员、城乡最低生活保障对象以及低保边缘户服药负担，康宁分院（苍南）提供一站式免费领药服务。苍南县增加免费领药申请人数 190 人，增加免费金额 18.02 万元。各卫生院通过电话通知在管的患者，并张贴宣传海报，扩大影响，让政策惠及更多人员。患者规范服药率达到 84.57%，较 2019 年 79.84% 亦有了明显进步。

5. “三探索”开拓深化合作新机制

社会办医是医疗卫生服务体系的重要组成部分。民营医院加入医共体，能与其他成员单位形成功能互补、业务协同、共同发展的整体效应。既能提高民营医院的服务能力，也能提升区域专科服务水平。在苍南县委、县政府以及县卫健局的信任与支持下，苍南康宁医院作为民营医院加入苍南县人民医院医共体，为加速形成公私互补、有序竞争、有效合作和协同发展的县域整合型医疗卫生服务新生态做出积极的探索。

（1）探索人力资源管理。

苍南康宁医院属于成员单位，其新招聘人员可纳入医共体统一招聘、统一培训，其卫生技术人员职称可纳入医共体自主评聘。苍南县人民医院可根据各社会办医疗机构业务管理需要，委派医技和管理人员，苍南康宁医院按协议要求发放薪酬。

(2) 探索医保总额管理。

可将苍南康宁医院医保支付改革纳入医共体管理体系，统一作为医保定点机构和医保基金预算、结算单位，开展医保协议管理，推进总额付费改革，科学合理安排医保预算总额，加强医疗费用和质量“双控制”，确保医保基金安全运行。对相互转诊患者，履行规定转诊手续的，应享有与公立医疗机构间转诊同样的医保转诊政策待遇。

(3) 探索制度同质管理。

积极探索药耗管理、后勤保障、应急物资贮备、绩效管理等制度，实现同质化管理。加强财务管理的合作，协同绩效考核管理等等。

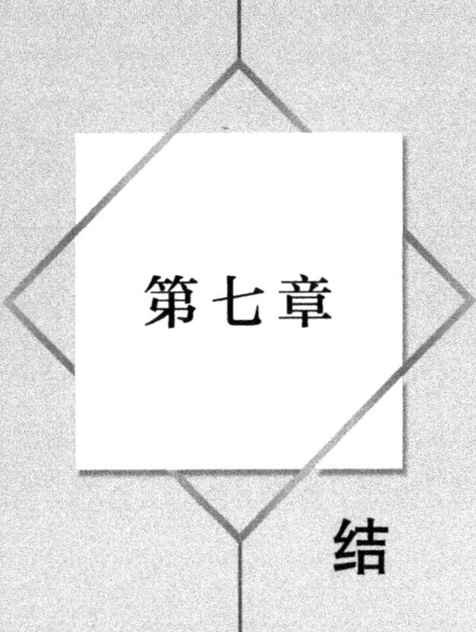

第七章　结　论

在建党一百周年之际，我国正式宣布全面建成小康社会，进而马不停蹄地开始了实现共同富裕的征程。习近平总书记指出："共同富裕本身就是社会主义现代化的一个重要目标。我们要始终把满足人民对美好生活的新期待作为发展的出发点和落脚点，在实现现代化过程中不断地、逐步地解决好这个问题。"实现共同富裕，满足人民对美好生活的期待，既有赖于城乡公共服务体系的精准对接，也有赖于基层社会治理的有效保障。

一、县域医共体建设是实现城乡社会共同富裕的示范样本

人民健康与共同富裕相辅相成。实现更加优质的健康服务，既是共同富裕的内在要求和主要目标，也是实现共同富裕的基本保障和重要支撑。党的十八大以来，以习近平同志为核心的党中央明确了新时代党的卫生健康工作方针，把"健康中国"上升为国家战略，在以往工作的基础上，坚持用中国式办法解决医药卫生体制改革这个世界性难题，在较短时间内建立起世界上规模最大的基本医疗保障网，实现了覆盖城乡的全民医保，让人人享有基本的医疗保障，缓解了城乡居民"看病贵"问题，为提高人民健康水平发挥了重要支撑作用。但"看病难"问题，尤其是以县域为单位的城乡居民"看病难"问题依旧突出。

公共医疗和卫生事业既是城乡公共服务体系的重要组成部分，也是社会矛盾和公众关注度较为集中的领域。我国社会主要矛盾已经转化为人民日益增长的美好生活需要和不平衡不充分的发展之间的矛盾。随着我国居民对健康的认知水平和期待值的逐年提升，现有的公共医疗卫生事业已经不能满足居民对全方位、全周期健康服务的社会需求。这一方面表现为优质医疗资源长期分布不平衡，主

要集中在城市大型公立医院，导致基层医疗卫生机构服务能力持续下降，“看病难、看病贵”的社会就医问题积重难返；另一方面，近年来人口老龄化加剧和慢性病频发，也凸显出以政府为主导、以医院为基础、以疾病治疗为中心、防治分离的碎片化医疗卫生事业管理模式难以满足当代城乡居民对长期、连续健康照顾的需求的问题。在共同富裕背景下，公共医疗和卫生事业治理需要向以人民健康为中心，预防为主、防治结合，全社会共建共享的卫生健康治理转型，其核心任务就是要解决城乡医疗卫生发展“不平衡不充分”的问题。

浙江县域医共体建设是一项系统性的社会治理创新，从要素、结构和功能全方位促进县域医疗卫生服务能力和治理能力的发展。要素提升方面，浙江通过“双下沉、两提升”和“山海协作”将城市优质医疗资源下沉，全覆盖、有重点地提升县级医院的专科技术、医院管理和公共卫生服务能力，从“输血式”帮扶向“造血式”提升转变，强化县域医共体牵头医院的引领带动作用；在公立医疗体系内全面推开县域医共体建设的基础上，鼓励社会办医疗机构参与甚至牵头县域医共体。结构优化方面，县域医共体改变了传统县乡村三级医疗卫生服务网络节点的链接方式，对县乡医疗卫生机构实施集团化管理、一体化经营和连续式服务，并逐步将政府办和集体办村卫生室纳入医共体管理，在医共体内部推动机构管理扁平化和科室管理垂直化；也重新界定了政府部门与医共体管委会的权责关系，对医共体实行党委领导下的院长负责制，赋予医共体经营管理自主权。功能改进方面，县域医共体有效促进了县域内医疗卫生资源整合共享，创新了共同富裕背景下医疗卫生（作为准公共产品）的供给方式，提升了基层医疗服务能力和基本公共卫生服务均等化、一体化水平，减少了患者就医成本和医保基金开支，为分级诊疗和连续医疗的实现提供了保障。

二、县域医共体建设需要构建协同式社会治理结构

根据系统理论和协同理论，完善县域卫生健康治理不仅需要通过县级公立医院改革、优质医疗资源下沉、加大基层医疗卫生投入和鼓励社会办医等举措提高县域医疗卫生机构的服务供给能力，也需要县级政府相关部门，如卫生健康、医疗保障和药品监管、财政、机构编制等部门的治理观念转变和能力提升，更需要优化各治理主体间的分工体系和协作方式，如建立分级诊疗，加强医疗、医保、医药联动改革，完善医防协同工作机制等。

一个系统能否发挥正面的协同效应，某种程度上取决于系统内部各个子系统之间的协同关系，如果能够实现互利共生，就有可能产生协调配合的协同效应；相反，如果出现摩擦冲突，就可能产生内耗混乱的协同效应。县域医共体内部能否产生正面的协同效应基于三个因素：一是医疗机构之间能否在管理、科研、转诊等方面实现联合；二是县级公立医院、基层医疗机构和参与医共体的社会办医疗机构间的摩擦、内耗能否减少，各成员能否共同获得市场收益；三是规模经济和范围经济能否使各医共体成员的运营成本降低。由于目前分级诊疗尚未真正落地，医共体各成员之间业务同质化和竞争关系比较明显，假如牵头县级公立医院缺乏全局观，在资源分配和绩效分配上滥用权限虹吸成员单位，将会出现 1 + 1 < 2 的情况；假如牵头医院奉行形式主义只做表面功夫，在人财物资源分配上仍沿用原来的分配机制，导致医共体看似“一家人”，但无实质“血缘关系”，也无法真正实现 1 + 1 > 2 的目的。

因此，县域医共体建设应当坚持以人民健康为中心，遵循政府

主导、部门协同、县乡整合、防治一体的原则，建立科学合理的权力分配与激励相容机制，将行政治理、市场治理和社群治理三者相互嵌入，构建协同式治理结构。

行政治理方面。完善县域医共体建设需要多部门协同推动现行制度配套改革，“医共体管委会”统合了卫生健康、机构编制、发展改革、财政、人力资源社会保障、自然资源、医疗保障和药品监督管理等主管部门，虽有利于医共体外部协同，但本质上仍是行政集权机构，严重制约了“管办分离”。下一步，医共体应改革现有的理事会和监事会成员结构，邀请利益相关方、行业协会、普通民众、媒体甚至第三方专业监督机构参与医共体决策和监督，避免全部由政府职能部门组成的“再行政化”现象，进一步明确医共体的所有权、经营权、决策权和监督权，逐步减少行政“干涉”，给予医共体充分的经营自主权。

市场治理方面。县域医共体建设在数量上，应该避免“一家独大”的绝对垄断局面，形成数家并存、合理竞争的格局，积极鼓励社会办医参与或牵头县域医共体建设，鼓励社会办医联体与县域医共体的合作与竞争。在坚持医疗的公益性的基础上，巧用医保杠杆和绩效考核评价倒逼医共体内部自我施压，形成内部成员单位的适度竞争。

社群治理方面。要实现县域社会治理效能的提升，还需要重新考量医共体与其他县域社会治理主体之间的正负面协同关系。例如，构建县乡村合作的医防融合体系，基层群众的参与必不可少。这要求改变群众固有的不良生活习惯，从被动接受预防保健知识到主动参与自身的健康管理，配合家庭医生进行慢病管理，提高群众的健康素养。同时，还应充分发挥社区和企事业单位的积极性，借助社区和村集体做好预防、健康管理，全民体育运动和爱国卫生运动。

三、县域医共体建设对其他社会事业领域的治理创新有借鉴意义

县域强则国家强，县域治理是一项系统工程。在全社会老龄化、城市少子化和乡村空巢化的背景下，县域社会还承担了人口再生产和居民养老的重任。因此，让县域居民获得较高质量的教育、医疗和养老资源，可以大幅度提升中国的人力资源水平和居民生活水准。同时，更加公平、普惠、优质的教育和医疗等基本公共服务，亦是斩断贫困的代际传递的有效方法。

县域医共体的定位是紧密型医联体，这意味着原本分割为县乡村三级的多个医疗卫生机构，被重构成一个整合型治理主体，通过纵向资源整合的方式使基层医疗卫生体制改革的重点从“强县级”提升为“强县域”。这种整合型社会治理模式，不但实现了碎片化资源的整合，还突破了现有的权力和利益分配制度、人财物管理制度，对县域教育、养老等社会事业具有借鉴价值。这是因为县域的医疗、教育和养老事业都面临着类似的县乡村纵向层级上发展不均衡的问题，如乡镇和村级的公共事业基础薄弱，治理主体权责不明晰，资源配置碎片化，公共服务供需不匹配，服务质量不高。

2022 年 5 月，中共中央办公厅、国务院办公厅印发了《关于推进以县城为重要载体的城镇化建设的意见》，在谈及“推进县城公共服务向乡村覆盖”时，提出：“鼓励县级医院与乡镇卫生院建立紧密型县域医疗卫生共同体，推行派驻、巡诊、轮岗等方式，鼓励发展远程医疗，提升非县级政府驻地特大镇卫生院医疗服务能力。发展城乡教育联合体，深化义务教育教师‘县管校聘’管理改革，推进县域内校长教师交流轮岗。健全县乡村衔接的三级养老服务网络，发展乡村普惠型养老服务和互助性养老。”这是县域医共体建

设经验向教育、养老领域推广的重要体现。

其实，城乡教育共同体并不是全新的概念。早在2006年，浙江建德就开展了以支教为纽带的“城乡教育共同体”的构建，探索“理念共享、资源共享、优势互补、相互促进”的协作机制，建立平等的、相互对应的、相对稳定的可持续发展的教育联合体。但这种仍属于偏松散的扶持协作型共同体，而非紧密的资源整合型共同体。2021年中央一号文件提出“推进县域内义务教育学校校长教师交流轮岗，支持建设城乡学校共同体”，这是在乡村振兴的时代大背景下顺应教育领域城乡共建发展趋势提出的。同年4月，浙江省教育厅等四部门印发《关于新时代城乡义务教育共同体建设的指导意见》（浙教基〔2020〕70号），全面推进城乡义务教育共同体①建设。教共体主要包括融合型、共建型、协作型三种模式，其中适宜在县域内实行的是融合型和共建型。融合型教共体是指一所城镇学校与一两所乡镇学校全面重组，城乡各校区合为一个法人单位，人事、财务、管理统一，各校区实行“师资同盘、教学同步、培训同频、文化同系、考核一体”的管理模式。共建型教共体是将乡镇学校的教育教学业务委托给城镇学校管理，或城乡若干所学校结为紧密型教育集团办学，各成员校实行“资源共享、管理共进、教学共研、文化共生、考核捆绑”的管理模式。显然，融合型和共建型教共体都属于紧密型、整合型县域社会治理共同体，其推进思路和配套政策借鉴了县域医共体的建设经验，成为浙江县域社会治理创新的又一个样板。

① 城乡义务教育共同体是指义务教育阶段城区或镇区优质学校与乡村或镇区学校结对形成办学共同体，实现以强带弱、共同发展，提升城乡义务教育优质均衡水平的学校发展模式。

附录一　浙江省县域医共体建设大事记

2017 年

9 月 11 日，省卫生计生委召开县域医共体建设座谈会。

9 月 28 日，省医改办发布《关于开展县域医疗服务共同体建设试点工作的指导意见》，在 11 个县（市、区）开展县域医共体建设试点。

10 月 25 日，省卫生计生委召开县域医共体建设试点工作部署会。

11 月 28 日，省卫生计生委召开 11 个地市试点县域医共体论证会。

12 月 1 日，国务院医改办体改司副司长薛海宁一行赴德清进行医共体建设调研。

12 月 5 日，省卫生计生委主任张平赴德清调研三医联动改革和县域医共体建设。

12 月 14 日，县域医共体建设试点工作启动会在杭召开。

2018 年

1 月 13 日，人民日报 13 版头条刊发《专家下沉业务托管浙江东阳——县医院“带大”乡医院》。

1 月 17 日，全省卫生计生工作会议在杭州召开，时任省卫生计生委副主任马伟杭部署县域医共体建设工作。

1 月 22 日，省卫生计生委、省编办、省财政厅等五部门印发《关于推进县域医疗服务共同体建设试点工作的若干意见》（浙卫发〔2018〕9号）。

2月8日，省卫生计生委召开县域医共体建设工作专班第四次全体会议，讨论《关于开展县域医共体建设试点数据监测工作的通知（送审稿）》。

4月4日，省卫生计生委召开县域医共体建设工作专班第五次全体会议，讨论《委机关处室联系县域医共体建设试点县（市、区）制度（送审稿）》。

4月27日，省卫生计生委召开县域医共体建设工作专班第六次全体会议，委党组书记、主任张平主持会议并听取各联系处室、各医共体联络员相关工作进展汇报，副主任马伟杭、专班全体成员及医共体联络员参加会议。

5月18日，县域医共体建设试点工作座谈会在杭州召开。

5月31日，省委书记车俊批示：推进县域医共体建设，就是新时期医改的深化，是浙江省“双下沉、两提升”的升级版，试点的效果也是好的，很有意义，应大胆探索，不断总结，积极推广。

6月13日，省卫生计生委、省人力社保厅发布《关于全面下放卫生高级职称评聘权限推进医疗卫生单位自主评聘改革的通知》，全面下放三级医院、省疾病预防控制中心及牵头医院等级为二甲（含）以上的县域医共体卫生高级职称评聘权限，实行单位自定评聘标准、自主开展评聘、自主颁发证书。

6月19日，省药械采购中心发布《关于浙江县域医疗服务共同体药品耗材统一采购与支付有关事项的通知》，为贯彻落实医共体建设“三统一、三统筹、三强化”，制定相关文件明确以医共体牵头单位为主体，负责该医共体内药事管理工作，统一药品采购目录，统一药品配备使用管理，统一支付药品货款，统一基本药物的使用比例，注销成员单位原有药品采购账户，科学推进了上下级医疗机构用药衔接，从根本对县域医共体内药品进行了统一的管理。

6月26日，省委深改领导小组第五次会议听取省卫生计生委党组书记、主任张平关于县域医共体建设情况的汇报，省委书记车俊、省政府省长袁家军对该项工作给予充分肯定。车俊书记指出，开展县域医共体建设是深化医药卫生体制改革新的抓手，为探索构建新型医疗卫生服务体系走出了一条新路子。

6月27日，省卫生计生委召开县域医共体建设工作专班第七次全体会议，委党组书记、主任张平主持会议并听取全省县域医共体建设现场推进会建议方案的汇报。

7月18—19日，县域医共体建设培训班在东阳市举办，各试点县（市、区）卫生计生局分管局长，县域医共体牵头医院院长、业务副院长，委县域医共体专班成员处室负责人、医共体联络员等200余人参加培训。省人力社保厅医保处处长倪沪平介绍医共体医保支付方式改革的最新进展和有关政策要点。

7月19日，县域医共体牵头医院院长座谈会在东阳市召开，副省长成岳冲出席会议并讲话，省卫生计生委副主任马伟杭主持会议，各试点县（市、区）县域医共体牵头医院院长、委县域医共体专班成员处室负责人、医共体联络员等参加会议。

7月25日，省卫生计生委印发《关于开展县域医共体建设试点工作评估的通知》，对11个试点县（市、区）医共体建设试点工作进行评估。

8月3日，县域医共体建设座谈会在杭州召开。省卫生计生委主任张平主持会议，各市分管副市长，省编办、省财政厅、省人力社保厅、省物价局负责人参加会议并作汇报，副省长成岳冲出席会议并讲话。

9月6日，省政府常务会议审议《省委办公厅、省政府办公厅关于全面推进县域医疗卫生服务共同体建设的意见》，省卫生计生委党组书记、主任张平作工作情况汇报。省长袁家军指出，县域医共体建设是我省继“双下沉、两提升”以后，结合基层看病难、看病烦的问题，提出的一项重大综合改革，各级有关部门都要全力支持，集中力量办大事，要通过这项改革，打造浙江医改的“金名片”，在全国形成有影响力的改革成果。

9月20日，全省县域医共体建设现场推进会在德清召开。省长袁家军主持会议，省委书记车俊在会上强调，要深入学习贯彻习近平总书记关于以人民为中心、以健康为根本的重要论述，认真落实党中央、国务院关于实施健康中国战略和深化医药卫生体制改革的决策部署，牢固树立大卫生、大健康理念，以强烈的改革担当精神，高标准全面推进县域医共体建设，努力推动我省卫生健康事业走在前列。省卫生计生委，省人力社保厅，德清县、常山县、余姚市卫生计生局，东阳市人民医院，柯桥区平水镇卫生院负责人作相关发言。人民日报刊登《解决群众看病难看病贵 浙江省全面推开县域医共体建设》。

9月26日，省委办公厅、省政府办公厅印发《关于全面推进县域医疗卫生服务共同体建设的意见》（浙委办发〔2018〕67号），在省域内推开医共体改革，实施集团化管理、一体化经营和连续式服务，着力构建整合型医疗卫生服务体系。

10月10日，县域医共体建设座谈会在杭州召开。省卫生计生委主任张平主持会议，各市分管副市长，省编办、省财政厅、省人力社保厅、省物价局负责人参加会议并汇报，副省长成岳冲出席会议并讲话。

10月11日，省医改办下发《关于做好县域医疗卫生服务共同体方案制定工作的通知》（浙医改办〔2018〕5号），进一步明确医共体建设方案要点和有关时间节点要求。

10月16—17日，全省县域医共体建设工作培训班在建德市举办，省卫生计生委主任张平作开班动员讲话，委副主任马伟杭解读县域医共体建设文件，各市卫生计生委（局）分管领导、医共体牵头处室主要负责人，各县（市、区）卫生计生委共计200余人参加培训。

10月30日，省政府召开全面推进县域医共体建设新闻发布会，省卫生健康委主任张平介绍县域医共体建设有关情况并详细解答媒体记者相关提问。

10月31日，县域医共体建设工作专班第八次全体会议召开，省卫生健康委主任张平主持会议，巡视员马伟杭及专班全体成员参加会议。会议通过了全面推进县域医共体建设的各市对口联系处室名单，部署了下一步重点工作任务。

11月2日，省卫生健康委办公室下发《关于明确县域医共体建设对口联系处室的通知》，由委机关11个处室对口联系各市县域医共体建设工作。

11月13日，国家卫生健康委副主任崔丽赴绍兴市柯桥区调研医共体建设工作，省卫生健康委副主任曹启峰、绍兴市卫生计生委相关负责人陪同调研。

11月15日，县域医共体建设工作专班第九次全体会议召开，省卫生健康委主任张平主持会议，巡视员马伟杭及专班全体成员参加会议。会议听取了对口联系处室关于各地医共体建设方案制定进展情况的汇报，就方案制定过程中部分具体问题统一了政策口径，并部署了下一步重点工作任务。

12月12日，县域医共体建设方案联审会在杭州召开。省卫生健康委、省编委办、省财政厅、省人力社保厅、省医保局等部门联合对各县（市、区）医共体建设方案进行审核。省卫生健康委主任张平主持会议并讲话。

12月19日，国家卫生健康委基层卫生管理司司长聂春雷、运行评价处处长陈凯一行赴海盐县、德清县调研基层卫生和县域医共体建设，省卫生健康委主任张平和司长聂春雷进行专题交流，省卫生健康委副主任曹启峰陪同调研。

2019年

1月14日，全省卫生健康工作会议在杭州召开。省卫生健康委巡视员马伟杭介绍县域医共体建设相关工作。

2月21—22日，国家卫生健康委副主任王贺胜一行在浙江省调研综合医改和县域医共体建设情况，实地考察长兴县综合医改，并在杭州召开县域医共体建设座谈会。省卫生健康委主任张平汇报浙江省综合医改和医共体建设情况，省政府副秘书长蔡晓春介绍浙江省综合医改和县域医共体建设相关要求，国家卫生健康委体改司司长梁万年、副司长庄宁，省卫生健康委巡视员马伟杭等一同调研。

3月11日，省卫生健康委党委书记、主任张平一行赴常山县调研县域医共体建设工作。

3月11日，省卫生健康委发布《关于印发2019年度县域医共体建设重点任务清单的通知》，确定55项年度重点任务，逐项明确牵头处室、任务要求、完成时限等。

3月11日，省卫生健康委等发布《关于加强县域医共体人才培养的指导意见》（浙卫发〔2019〕20号）。

3月14—15日，全省县域医共体建设工作培训班在杭州召开。各市卫生健康委分管领导、相关处室负责人，各县（市、区）卫生健康局主要领导、分管领导，县域医共体牵头医院院长、委机关各处室主要负责人等300余人参加培训。省政府副省长成岳冲、副秘书长蔡晓春、省卫生健康委主任张平出席会议。

3月20日，省卫生健康委主任张平一行赴瑞安开展“三服务”活动并调研县域医共体建设情况。

4月12日，国家卫生健康委在长兴县召开浙江省全面推进县域医共体建设、构建整合型医疗卫生服务体系新闻发布会，推广浙江经验。省卫生健康委党委书记、主任张平在发布会上介绍了浙江构建整合型医疗服务体系的经验做法，国家卫生健康委体改司、基层司及浙江省卫生健康委有关负责同志参加新闻发布会。

4月17日，省人力资源和社会保障厅、省卫生健康委员会印发《关于建立县域医共体人员统筹使用机制的指导意见》（浙人社发〔2019〕18号）。

4月22日，省卫生健康委发布《关于县域医共体建设中做好基层卫生有关工作的意见》（浙卫发〔2019〕25号）。

4月24日，省卫生健康委副主任包保根带领委财审处、人口家庭处一行，赴金华市调研金华市7县（市）县域医共体建设推进工作，在义乌市召开座谈会，并对下一步工作提出五点要求。

5月14日，省卫生健康委办公室、省医疗保障局办公室发布《关于加强县域医共体药品耗材统一管理工作》的通知（浙卫办发函〔2019〕13号）。

5月20日，省卫生健康委主任张平赴舟山市调研县域医共体建设和医疗卫生服务领域“最多跑一次”改革工作。

5月25日，2019年度全国深化医改经验推广会在西安举行。浙江东阳市人民医院医共体党委书记、院长应争先入选“十大新闻人物”。

5月29日，省卫生健康委发布《关于印发浙江省县域医共体信息化建设指南（试行）的通知》（浙卫发〔2019〕33号）

6月11日，省卫生健康委印发《关于强化县域医共体公共卫生工作的指导意见》（浙卫发〔2019〕34号）。

6月15日，全国推进县域医共体建设专家座谈会在德清召开。国家卫生健康委体改司司长梁万年参加座谈会并致辞，省卫生健康委主任张平介绍浙江全面推进县域医共体建设、构建整合型医疗卫生服务新体系的主要经验做法。

7月10日，省医保局、省卫健委、省财政厅、省人社厅和省药监局联合发布《关于推进全省县域医共体基本医疗保险支付方式改革的意见》的通知（浙医保联发〔2019〕12号）。

7月26日，省卫生健康委、省医疗保障局印发《关于支持社会办医疗机构参与县域医疗卫生服务共同体建设的若干意见》（浙卫发〔2019〕37号）。

8月30日，国家卫生健康委、国家中医药管理局正式发布了《关于印发紧密型县域医疗卫生共同体建设试点省和试点县名单的通知》，浙江省成为全国2个紧密型县域医疗卫生共同体建设试点省份之一。

9月5日，省财政厅、省卫生健康委员会印发《关于加强县域医共体财务管理工作的意见》（浙财社〔2019〕59号）。

10月21日，全省县域医共体建设工作培训会在常山举行，全省11个市卫生健康委主要负责人及相关处室负责人，70个县（市、区）卫生健康局主要负责人，161家医共体牵头医院院长近400人参加培训会。

10月22日，全省县域医共体建设工作推进会在常山召开，副省长成岳冲、省政府副秘书长蔡晓春，省卫生健康委主任张平、副主任曹启峰、一级巡视员马伟杭出席会议。

12月10日，省卫生健康委党委书记、主任张平带队赴杭州开展县域医共体建设工作专项督查。

2020年

1月9日，2020年全省卫生健康工作会议在杭州召开。省卫生健康委一级巡视员马伟杭、苏长聪分别通报了全省医疗卫生服务领域“最多跑一次”改革、县域医共体建设工作情况和“两卡融合一网通办”工作推进情况。

4月3日，省卫生健康委、省教育厅部署开展驻校助学健康指导服务，决定在省、市、县（市、区）疾病预防控制中心业务骨干（负责业务培训、技术指导、应急处置等），县域医共体牵头医院及其成员单位或城市医联体、社区卫生服务机构医务人员（负责驻校健康指导）中选派驻校助学健康指导员。

4月17日，省卫生健康委召开深化医改“三医联动”“六医统筹”工作专班会和县域医共体专班会议。会议通过了浙江省深化医药卫生体制改革联席会议办公室关于提请批准印发《关于进一步深化医药卫生体制改革“三医联动”“六医统筹”工作的通知》《浙江省卫生健康委员会深化医改“三医联动”“六医统筹”工作专班实施方案》等。

5月16日，国家卫生健康委基层司委托中国全科医学杂志社采用半封闭直播方式，举办基层疫情防控交流会，省卫生健康委代表浙江省作题为“浙江医共体下的基层疫情防控”的交流发言。

6月2日，省卫生健康委党委书记、主任张平赴云和县调研民族乡结对帮扶和县域医共体工作。

6月3—4日，省卫生健康委副主任曹启峰率队赴台州市调研县域医共体建设、慢性病精细化管理、电子健康档案系统建设、签约服务等工作。

6月17—18日，省卫生健康委副主任曹启峰率基层处、监督局等人员到温州调研县域医共体建设、基层卫生、瑞安市“三医联动”“六医统筹”集成改革试点等工作。

7月13日，省卫生健康委印发《2020年度县域医共体建设重点任务清单》（浙卫发〔2020〕27号），提出18项48条任务措施。

8月31日，国家卫生健康委办公厅、国家医保局办公室、国家中医药局办公室联合发布《关于印发紧密型县域医疗卫生共同体建设评判标准和监测指标体系（试行）的通知》（国卫办基层发〔2020〕12号）。

9月12—13日，全国深化医改经验推广会暨中国卫生发展高峰论坛召开，浙江全力打好县域医共体建设“攻坚战”和浙江省卫生健康委一级巡视员马伟杭分别入选2019年度“推进医改，服务百姓健康十大新举措”“十大新闻人物”。

9月19日，省卫生健康委副主任曹启峰赴德清县参加由浙江大学医学院附属邵逸夫医院与德清县卫生健康局联合举办的县域医共体模式下全科教学共同体建设会议。国家卫生健康委基层司副司长诸宏明、基本公共卫生处处长黄磊、运行评价处处长胡同宇、中国社区卫生协会会长陈博文、国家卫生发展研究中心研究员秦江梅等参会。

10月14日，省卫生健康委副主任曹启峰一行赴平湖市调研医共体建设基层卫生相关工作，考察平湖市人民医院医共体及新埭分院，召开座谈会听取嘉兴市及平湖市有关基层卫生工作介绍。

10 月 16 日，国家卫生健康委卫生发展研究中心在内蒙古呼和浩特组织召开紧密型县域医共体建设专题研讨会，浙江作交流发言介绍医共体下“两慢病”医防融合改革经验。

10 月 27—28 日，省卫生健康委主任张平一行赴衢州市衢江区、开化县调研医共体建设、疫情防控、对口帮扶、基层医疗卫生机构规范化建设等工作。

11 月 11 日，在宁波市鄞州区召开全省县域医共体建设现场推进会。

11 月 12 日，省卫生健康委副主任曹启峰一行赴遂昌县调研，详细了解县域医共体建设、“两慢病”改革、家庭医生签约服务、基本公共卫生服务等工作，并召开座谈会。

11 月 27 日，省第十三届人民代表大会常务委员会第二十五次会议通过浙江省人民代表大会常务委员会《关于促进县域医疗卫生服务共同体健康发展的决定》。

12 月 30 日，省卫生健康委、省财政厅《关于印发浙江省县域医疗卫生服务能力提升工程实施方案的通知》(浙卫发〔2020〕47 号)。

2021 年

4 月 27 日，省卫生健康委《关于印发 2021 年度县域医共体建设重点任务清单的通知》(浙卫发〔2021〕19 号)。

8 月 25 日，省卫生健康委发布《关于实施医疗卫生“山海”提升工程助推山区 26 县跨越式高质量发展意见的通知》(浙卫发〔2021〕29 号)。

2022 年

7 月 1 日，省卫生健康委办公室《关于印发县域医共体紧密程度评价标准和监测指标（试行）的通知》（浙卫办〔2022〕18 号)。县域医共体紧密程度评价指标体系由县域医疗卫生服务新体系、管理新体制、运行新机制、制度新优势、数字新发展、能力新提升等6个方面15项指标构成。县域医共体紧密程度监测指标体系由有序就医格局基本形成、医疗卫生服务能力提升、医疗卫生资源有效利用、医保基金使用效能提升等4个方面15项指标构成，重点监测县域基层医疗卫生服务能力提升情况。

附录二　浙江省县域医共体紧密程度评价标准和监测指标

县域医共体紧密程度评价标准（试行）

一级指标	二级指标	指标说明
一、县域医疗卫生服务新体系	1. 整合县乡医疗卫生机构资源	【C】①由县级医院牵头，其他若干家县级医院、乡镇卫生院（社区卫生服务中心）为成员单位组建县域医共体；②县域医共体将政府或集体办村级医疗机构纳入一体化管理；对其他村级医疗机构按需要进行业务指导；③县域医共体设置唯一采购账户，统一用药目录，药品价格实行统一谈判，统筹开展药事管理；统一设置标识标牌，统一服饰
		【B】县域医共体实施集团化管理、一体化经营和连续式服务
		【A】持续改进有成效，县域医共体内资源共建共享、管理同标同质、服务优质高效
二、县域医疗卫生管理新体制	2. 形成统一高效政府办医体制	【C】①建立由县级党委、政府牵头组建，卫生健康、机构编制、发展改革、财政、人力资源和社会保障、自然资源、医疗保障和药品监督管理等主管部门组成的县域医共体管理委员会；②县级卫生健康行政部门完善县域医共体政策措施、行业规划、规范标准，强化监督指导职责；县级其他部门密切配合，按照各自职责做好县域医共体相关工作；③制定权责清单，明确县域医共体管理委员会、行业主管部门、县域医共体的主要职责和权责界限
		【B】管理委员会定期（每年至少2次）研究县域医共体工作，有效统筹县域医共体规划建设、投入保障、项目管理、队伍建设、人事薪酬和考核监督等重大事项
		【A】持续改进有成效，县域医共体依法依规行使内部人事管理、医疗业务发展、内部绩效考核和薪酬分配等经营管理自主权

续表

一级指标	二级指标	指标说明
二、县域医疗卫生管理新体制	3. 健全医共体内部治理结构	【C】①县域医共体依法实施事业单位法人登记，可以保留成员单位法人资格（实施唯一法定代表人组织架构，由牵头医院负责人按照法定程序担任成员单位法定代表人，成员单位负责人由县域医共体提名任命），也可按照独立事业单位进行法人登记；②县域医共体实行党委领导下的院长负责制，制定县域医共体章程以及牵头医院与成员单位的权责清单，明确各自功能定位和任务分工
		【B】成员单位党组织关系归口牵头公立医院管理
		【A】持续改进有成效，县域医共体内部组织机构、管理制度和议事规则健全并有效运行
	4. 建立绩效评价考核制度	【C】①制定县域医共体考核办法和绩效监测指标体系，由管理委员会或其组成部门联合组织开展县域医共体年度绩效评价考核；②县域医共体制定内部考核方案，通过信息化手段对成员单位实施绩效考核
		【B】县域医共体年度绩效考核结果与财政投入、医保支付以及领导干部薪酬、任免和奖惩等挂钩；内部考核结果与医务人员岗位聘用、职称评聘、薪酬待遇等挂钩
		【A】持续改进有成效，县域医共体建设发展目标得到有效落实
三、县域医疗卫生运行新机制	5. 全员一家人	【C】①县域医共体人员编制按照县级医院和基层医疗卫生机构两种类型分类核定，编制总量由县域医共体统筹使用；②统一设置岗位，县域医共体制定岗位设置方案，包含岗位职责、聘任条件、考核标准等，腾出岗位用于临床一线，优先保障基层岗位需求；③统一公开招聘，制定招聘实施方案，由县域医共体统一组织各成员单位开展公开招聘；④统一岗位竞聘，制定县域医共体岗位竞聘标准、办法和程序，开展岗位竞聘工作；⑤统一自主评聘，优化完善县域医共体高级职称自主评聘方案，包括评聘计划、标准和程序等，同步实施年度职称评聘与岗位竞聘；⑥统一人员使用，制定县域医共体人员统筹使用办法，常规开展医疗人员和管理人员岗位交流，原则上以人员向下流动为主
		【B】形成能上能下的用人机制，县域医共体内医疗人才和管理人才实现有效的双向交流
		【A】持续改进有成效，县域医共体实现全员岗位管理，人员合理轮岗、有序流动、统筹使用

续表

一级指标	二级指标	指标说明
三、县域医疗卫生运行新机制	6. 财务一本账	【C】①统一账户管理，县域医共体实施零余额账户和基本存款账户管理；②统一预算管理，县域医共体编制年度总预算、成员单位分预算；③统一收支管理，成员单位所有收入纳入县域医共体财务管理中心统一核算和管理，建立统一的资金审批制度，明确资金支付的审批流程、人员和权限；④统一价格管理，县域医共体内相同性质单位相同内容的服务项目设置统一价格并公示；⑤统一资产管理，县域医共体所有资产实行统一规划和使用管理，药品、耗材、器械等实施统一采购
		【B】建立县域医共体“一本账”报告体系，每半年进行一次财务分析，对纳入单位预算管理的项目资金实施全面绩效管理
		【A】持续改进有成效，县域医共体形成统一管理、集中核算、统筹运营的财务管理体制
	7. 工作一盘棋	【C】①按照精简高效原则，以牵头医院为依托，设立县域医共体人力资源、财务、医保、公共卫生和信息化等“五大管理中心”，并实质化运行；②建立开放共享的县域影像、心电、病理诊断和医学检验、消毒供应等“五大共享中心”，推动基层检查、上级诊断、区域互认；③县域医共体内医疗质量管理、医疗技术管理、医院感染管理等业务制度、工作流程、服务质量相统一；④牵头医院对成员单位联合门诊和联合病房相应科室实行垂直管理；牵头医院面向成员单位开展以全科为主兼顾专科的模块化培训，成员单位开展具有专科特色和基层特点的临床实践教学活动；⑤县域医共体统筹指导基层成员单位开展补偿机制改革
		【B】县域医共体实现行政管理、医疗业务、后勤服务、信息系统等统一运作
		【A】持续改进有成效，县域医共体实现全面的扁平化管理和垂直化运行

续表

一级指标	二级指标	指标说明
四、县域医疗卫生制度新优势	8. 医保支付方式与价格调整	【C】①开展医保协议管理，将县域医共体整体作为医保定点机构和医保基金预算单位，科学核定和合理安排预算总额；②完善县域医共体医保“结余留用、超支分担”的激励约束机制，适当体现向基层成员单位倾斜；③实施总额预算下的多元复合式支付方式改革；④落实两个10%的差别化医保报销政策，支持促进分级诊疗；⑤动态调整医疗服务价格
		【B】建立医保经办机构与县域医共体的平等协商谈判机制，就医保总额预算、医保支付方式等开展谈判；建立医疗服务动态调整机制，逐步提高医疗服务收入占比
		【A】持续改进有成效，医保基金使用绩效提高，医疗卫生资源合理利用，医疗机构收入结构优化
	9. 完善财政投入政策	【C】①足额安排对县域医共体各成员单位的财政投入资金，并按国库集中支付有关规定拨付；②有效化解医共体牵头医院和成员单位符合条件的历史债务；③乡镇（街道）继续加大对所在地医共体成员单位的工作支持力度
		【B】财政投入资金由县域医共体结合资金性质和用途统筹使用
		【A】持续改进有成效，财政投入力度持续加大，投入方式持续完善，为县域医共体建设提供有力支撑
	10. 深化薪酬制度改革	【C】①医务人员收入由县域医共体自主分配，建立以岗位为基础、以绩效为核心，多劳多得、优绩优酬的内部分配机制；②医务人员收入与药品、耗材和检查检验收入脱钩；③医务人员收入与医疗卫生技术服务、绩效考核和医保支付方式改革等因素挂钩
		【B】县域医共体负责人和成员单位负责人实施年薪制
		【A】持续改进有成效，落实“两个允许”，建立符合县域医共体发展要求的薪酬制度，明确医疗服务收入按规定可用于人员奖励的比例，合理提高医务人员薪酬水平

续表

一级指标	二级指标	指标说明
五、数字县域医疗卫生新发展	11. 数字化服务	【C】①县域医共体统一运营管理信息系统，资源调配、业务经营、质量评价、财务分析、效率监管等实现数字化管理；②开展远程会诊、在线咨询、在线配药、在线转诊、分时段预约等“互联网+”医疗服务；③开展慢性病数字健康新服务、母子健康云管理、数字家医、健康教育等智慧化健康管理服务
		【B】深化卫生健康领域数字化改革，县域医共体服务流程优化、运行成本降低、服务质量和资源利用效率提升
		【A】持续改进有成效，建立快捷、高效、智能的诊疗服务模式和全程、实时、互动的健康管理模式
	12. 数字化监管	【C】①应用基于DRGs的医共体绩效管理评价体系，对医疗质量、病种结构、药品、耗材使用和医疗费用等实施常态化监管和动态分析；②推进县域医共体医保的智能审核和实时监控；③建立县域医共体药品、耗材采购价格监测、分析和预警机制
		【B】县域医共体监管服务平台整合贯通医疗、医保、医药等相关信息系统
		【A】持续改进有成效，建立实时、动态、连续、综合的县域医共体监管服务平台和监管机制
六、县域医疗卫生能力新提升	13. 基本医疗服务	【C】①成员单位设立全一专科联合门诊，常态化开展夜间门急诊；设立全一专科联合病房；②成员单位（中心乡镇卫生院）能够开展3种以上一级手术，可开展二级手术；其他卫生院可开展一级手术；③成员单位均能提供六类以上中医药适宜技术服务
		【B】成员单位年门急诊人次增长率不低于牵头医院年门急诊人次增长率，成员单位住院床位使用率达到60%以上或较上年度提高10%以上
		【A】持续改进有成效，基本医疗服务能力升级达标，牵头医院和成员单位均达到国家推荐标准能力

续表

一级指标	二级指标	指标说明
六、县域医疗卫生能力新提升	14. 基本公共卫生服务和家庭医生签约服务	【C】①落实“两员一中心一团队”要求，公共卫生专员和联络员常驻医共体工作，公共卫生中心实质化运行；②组建医共体签约服务团队，牵头医院对成员单位重大传染病和突发公共卫生事件应急处置开展常态化培训指导
		【B】牵头医院具备较强的基本公共卫生服务和家庭医生签约服务管理能力，成员单位年度基本公共卫生服务和家庭医生签约服务目标任务全部完成
		【A】持续改进有成效，医防协同工作机制有效运行
	15. 完善分级诊疗制度	【C】①执行《基层医疗机构首诊疾病种类目录》《县级医院下转疾病种类目录》和《县级医院不轻易外转疾病种类目录》，实行清单化管理；②制定医共体内部、医共体之间和县域向外转诊管理办法
		【B】双向转诊的年“上转下”人次增长率不低于“下转上”人次增长率
		【A】持续改进有成效，形成医共体内系统、连续、综合的医疗健康服务模式

评价档次分为A、B、C三档进行。A档为优秀类指标，指县域医共体在达到B、C的基础上有持续改进且成效良好（做到PDCA）；B档为良好类指标，指县域医共体在达到C的基础上有监管、有结果（做到PDC）；C档为合格类指标，指县域医共体有制度、流程且能有效执行（做到PD）。同一类指标的C档全部达标的情况下，才能评价B档指标；在B档、C档指标全部达标的情况下，才能评价A类指标。

县域医共体紧密程度监测指标（试行）

县域医共体名称：＿＿＿＿＿＿＿＿填表人：＿＿＿＿＿＿联系电话：＿＿＿＿＿＿

填表说明：本附件由县域医共体牵头医院填写，每个县域医共体填写一张。

一级指标	二级指标	指标说明
一、有序就医格局基本形成	1. 县域医共体内基层医疗卫生机构门急诊占比（%）	县域医共体内基层医疗卫生机构门急诊人次/县域医共体门急诊总人次×100%
	2. 牵头医院下转患者数量占比（%）	牵头医院本年度向基层下转住院患者人次/牵头医院总出院患者人次×100%
	3. “两慢病”患者在基层医疗卫生机构门诊就诊率（%）	本年度签约的高血压糖尿病患者在签约的基层医疗卫生机构（包括下辖一体化村卫生室、社区卫生服务站）门急诊就诊人次数/年内签约的高血压糖尿病患者在县域所有医疗卫生机构门急诊就诊人次数×100%
	4. 基层医疗卫生机构人均收入与牵头医院人均收入的比值	基层医疗卫生机构人均收入/牵头医院人均收入
二、县域医疗卫生服务能力提升	5. 牵头医院是否达到国家服务能力推荐标准	牵头医院是否达到国家县医院、县级中医医院医疗服务能力推荐标准
	6. 牵头医院出院患者三四级手术比例（%）	三四级手术台次数/同期出院患者手术台次数×100%
	7. 牵头医院帮助基层开展新技术、新项目的数量	牵头医院帮助成员单位开展新技术、新项目的名称、数量
	8. “优质服务基层行”活动达到基本标准和推荐标准的机构比例	达到“优质服务基层行”活动基本标准和推荐标准的机构比例
三、医疗卫生资源有效利用	9. 牵头医院医疗服务收入占医疗收入的比例（%）	（医疗收入－药品、耗材、检查和化验收入）/总医疗收入×100%
	10. 基层医疗卫生机构医疗服务收入占医疗收入的比例（%）	（医疗收入－药品、耗材、检查和化验收入）/总医疗收入×100%
	11. 基层医疗卫生机构医师日均担负诊疗人次	诊疗人次数/同期平均执业（助理）医师数/同期工作日数
	12. 基层医疗卫生机构床位使用率（%）	基层医疗卫生机构实际使用总床日数/实际开放总床日数（注：按编制床位测算）×100%

续表

一级指标	二级指标	指标说明
四、医保基金使用效能提升	13 县域医共体内基层医疗卫生机构医保基金占比（%）	县域医共体内基层医疗卫生机构医保基金支出/县域医共体医保基金总支出×100%
	14. 县域医共体门诊次均费用	县域医共体门诊收入/县域医共体门诊人次
	15. 医保考核结果	医保经办机构按照协议规定，对县域医共体或定点医疗卫生机构的考核结果